Un grand merci à Jean-Alain

L'essentiel de la **lithothérapie**

Du même auteur chez le même éditeur : avec Ange-Jacques Séno :

Guide des élixirs de cristaux

---

www.editions-ambre.ch

Sylvie Crochet

L'essentiel de la **lithothérapie**

AMBRE
EDITIONS

Un petit ouvrage sur les principaux minéraux importants en lithothérapie nous a paru utile. Il n'est pas besoin de traiter toutes les pierres ou même 300, d'autres ouvrages plus complets sont là pour ce faire. Mais, pour couvrir tous les besoins de notre corps et de notre esprit, une cinquantaine de pierres sont suffisantes et couvrent toute la gamme des chakras ou des minéraux essentiels à notre corps. N'oublions jamais que toute vie sur terre se nourrit avec les minéraux qui existent sur terre, transformés ou non.

Avant tout usage des minéraux, pierres, fossiles en lithothérapie, il est indispensable d'en avoir une connaissance assez précise. C'est en raison des caractéristiques de chaque minéral que la lithothérapie produira ses effets bénéfiques en vue d'un rééquilibrage des énergies ou d'un effet thérapeutique.

Les minéraux peuvent se classer de bien des manières selon que l'on sera minéralogiste, chimiste, joaillier, physicien ou lithothérapeute ; il faut cependant en retenir un minimum de chaque caractéristique pour l'utiliser avec efficacité et surtout à bon escient.

Un minéral se caractérise par ses propriétés qui sont :

Sa forme
Sa constitution chimique
Sa couleur
Sa dureté
Ses propriétés électriques ou chimiques.

LA FORME DES MINÉRAUX

À l'intérieur d'un minéral, les atomes s'organisent, au fur et à mesure de leur "pousse", selon une symétrie rigoureuse, que l'on ne retrouve ni dans les gaz, ni dans les liquides. René Just Haüy, fut à l'origine de cette découverte en 1784, en brisant par hasard une calcite. Les morceaux épars présentaient, du plus petit au plus grand, la même figure que le cristal de départ : un parallélépipède à faces en losanges. Il en conclut que ce dernier n'était que l'imbrication d'une infinité de mailles de structures identiques, lesquelles, partant d'un parallélépipède primitif avaient tissé des réseaux de plus en plus larges, jusqu'à l'obtention du cristal complet. Il découvrit 7 systèmes cristallins qui recouvrent toutes les formes minérales existantes.

Les rayons X ont depuis permis de vérifier tous ces systèmes et l'on sait que c'est dû à la façon dont les atomes constitutifs s'ordonnent lors de leur formation.

1/ Système cubique
Comme : grenat, diamant, fluorite, pyrite, sodalite.

2/ Système quadradique
Comme : cassitérite, chalcopyrite, rutile, scapolite, zircon.

3/ Système hexagonal
Comme : aigue-marine, apatite, cinabre, émeraude, zincite.

4/ Système rhomboédrique
Comme : améthyste, amétrine, calcite, calcédoine, cristal de roche, agate, citrine, quartz rose, rhodochrosite, cinabre.

5/ Système orthorhombique
Comme : alexandrite, anglésite, chrysobéryl, olivine, péridot, stibine.
6/ Système monoclinique
Comme : azurite, épidote, gypse, épidote, malachite.

7/ Système triclinique :
Comme : amazonite, labradorite, rhodonite, turquoise, ulexite.

LA CONSTITUTION CHIMIQUE DES MINÉRAUX

À l'unique exception du diamant, composé exclusivement de carbone, toutes les pierres comprennent de deux à plusieurs éléments chimiques.
Toutefois, on retrouve des éléments dominants qui permettent d'ailleurs d'établir un classement qu'il sera utile, pour ceux qui souhaitent approfondir le sujet, de connaître.

Les éléments dominants sont notamment :

le silicium (Si)
Le carbone (C)
Le soufre (S)
Le chlore (Cl)

L'aluminium (Al)
L'oxygène (O)
Le fer (Fe)
Le calcium (Ca)
Le magnésium (Mg)
Le sodium (Na)

La composition chimique et la structure atomique d'une pierre est fondamentale.

LA COULEUR DES MINÉRAUX

Chaque couleur a sa propre vibration et a une influence précise. Il est donc essentiel d'accorder de l'importante aux couleurs des pierres et des cristaux que nous souhaitons porter régulièrement.

Les couleurs stimulent l'ensemble de notre corps et la thérapie par les couleurs a d'ores et déjà été expérimentée avec assez de succès pour n'être pas remise en cause.

Les couleurs qui nous permettent d'apprécier ou non une pierre ou un minéral sont le résultat des ondes lumineuses, réfléchies ou absorbées. Il est certain qu'un minéral gemme (c'est-à-dire plus ou moins transparent et qui laisse passer la lumière) aura sans doute plus de séduction (améthyste par exemple) qu'un non-gemme (lapis lazuli). Mais ne nous laissons pas tromper par cette unique caractéristique. C'est un élément de choix important pour un minéral mais pensez à inspecter les minéraux avec une petite lampe de poche et vous serez surpris de voir bien d'autres couleurs...

N'oublions pas non plus que l'organisation des cristaux à l'intérieur pourra plus ou moins réfracter la lumière.
La couleur, très souvent, indique une partie des éléments de la pierre ; l'améthyste avec sa pointe colorée violette nous indique qu'elle contient du fer, les bleus sont souvent dus à une présence de cuivre.
On peut dire que toute la gamme chromatique est représentée par l'ensemble des pierres et cristaux :
Il y a des pierres :
Incolores : quartz, diamant, zircon.
Translucides ou laiteuses : calcédoine, quartz, opale
Jaunes : citrine, topaze, diamant
Vertes : tourmaline, turquoise, malachite, jadéite
Bleues : aigue-marine, topaze, saphir, diamant, azurite
Roses : rhodochrosite, rubellite, quartz rose
Violettes : améthyste, grenat, rubis
Multicolores : tourmaline melon d'eau
Noires : diamant, shungite, jai

Le rouge, couleur primaire, est associé au feu et dégage des vibrations chaudes. Il dynamise et stimule : rubis, grenat, jaspe et corail.
L'orange ou orangé dégage aussi des vibrations chaudes et dynamise : cornaline, opale.
Le jaune est associé à l'élément air et dégage des vibrations tièdes : il régule, il calme et apporte la sagesse. En lithothérapie : citrine et ambre.
Le vert est associé à l'élément eau et dégage des vibrations neutres ; il équilibre, inspire, guérit.
Emeraude, péridot, aventurine.
Le bleu est associé au ciel et dégage des vibrations fraîches et reposantes. Il rassure, console, inspire.
Lapis lazuli, sodalite, aigue marine.

Le violet est l'ultime couleur du spectre lumineux. Il calme, illumine. Améthyste et fluorite.
Dans notre tradition chrétienne, le blanc est associé à la pureté, l'innocence, la foi, la vie.
Le rouge symbolise la souffrance et le martyr pour la foi, jusqu'au sacrifice suprême. L'amour divin est de cette couleur. Le bleu est l'emblème des vertus célestes et n'est pas employée pour la décoration d'une église. Le jaune est couleur canonique et repré-sente les bon travaux, la foi juste ; à l'opposé, un jaune terni représente Judas et la tricherie. Le vert est couleur de fête, d'espoir et de jeunesse. Le violet a des effets purifiants. Le noir est associé à la mort, à la tristesse de la perte.

La dispersion

Chaque gemme présente sa propre dispersion. Une dispersion ne s'observe bien que sur les gemmes incolores ou peu colorées. Une pierre taillée en facettes renforcera son effet. Les gemmes colorées ont un effet de dispersion voilé. La décomposition de la lumière est particulièrement grande dans le diamant et dans certains cristaux de roches. Les cristaux comme la sphalérite et le zircon possèdent une forte dispersion et donc une forte puissance énergétique lorsqu'ils sont en contact avec le corps.

Les inclusions

La plupart des gemmes renferment des corps étrangers ou présentent les conséquences de divers accidents de cristallisation. Les inclusions sont nombreuses dans les

minéraux et peuvent apporter de précieuses indications sur la formation du cristal environnant appelé « cristal hôte ». Le quartz rutile est le plus connu. Un « cristal hôte » est un formidable amplificateur des énergies cristallines. Un zircon dans un saphir va décupler les effets énergétiques de ce dernier.
Il existe des inclusions d'origine organique dans l'ambre, le copal ou même la shungite. Les fragments de plantes ou d'insectes ainsi fossilisés fournissent un témoignages direct sur la vie d'il y a cent à vingt-cinq millions d'années selon les gisements.

LA DURETÉ DES MINÉRAUX

C'est en 1812 que l'Allemand Friedrich Mohs inventa une échelle pour comparer les duretés des minéraux. Elle comprend dix minéraux.

Dureté 1 : talc, friable sous l'ongle
Dureté 2 : Gypse, rayable avec l'ongle
Dureté 3 : calcite, rayable avec une pièce de cuivre
Dureté 4 : fluorine, rayable facilement avec un couteau
Dureté 5 : apatite, rayable au couteau
Dureté 6 : orthose, rayable à la lime ou par le sable
Dureté 7 : quartz, qui raye une vitre
Dureté 8 : topaze, rayable par le carbure de tungstène
Dureté 9 : corindon, rayable au carbure de silicium
Dureté 10 : diamant, rayable avec un autre diamant

Il est évident que les pierres tendres s'useront plus facilement que les pierres dures ; mais une pierre dure peut être cassée.

PROPRIÉTÉS ELECTRIQUES OU CHIMIQUES DES MINÉRAUX

Vous utilisez tous les jours des appareils qui se servent des propriétés électriques de certains minéraux : le quartz est présent dans toutes les montres et de nombreux autres appareils. Sa particularité est d'émettre une fréquence lorsqu'il est soumis à un champ électrique. C'est l'effet piezoélectrique : ainsi, un collier de petits cristaux de quartz portés autour de cou, par le mouvement naturel, va former un champ qui réglera souvent bien des maux de tête.

Le quartz n'est pas le seul à avoir ses propriétés mais les autres sont moins sensibles ou plus délicats à utiliser.

CHOISIR SES CRISTAUX

Au cours de vos ballades dans les magasins spécialisés ou dans les salons, si vous aimez les minéraux, et que vous en recherchez, il est un moment où un cristal semblera vous appeler en raison de sa couleur, de sa forme, de sa taille, ou pour des raisons plus subtiles que l'on appellera énergies. Votre corps et les cristaux ont en commun de nombreux éléments minéraux. Ce sont les mêmes ! Les cristaux ont leur « fréquence » et vous aussi. Autrement dit, si un cristal vous attire ou si vous ressentez des picotements lorsque vous l'avez dans la main, c'est qu'il vous est destiné.

Laissez votre intuition, terme plus facile à employer que "énergie", vous guider pour retrouver l'harmonie physique et mentale. Car votre inconscient sait des choses que votre raison ne pourrait admettre et il a une vue d'ensemble bien plus efficace.

L'ACTION DES CRISTAUX SUR NOTRE CORPS ET NOTRE ESPRIT

Les cristaux agissent de deux manières :
- par leur action chimique
- par leur action énergétique ou vibratoire

L'action chimique se fera par la peau qui est le plus efficace et le plus sûr moyen d'absorber les éléments chimiques qui constituent le cristal ou le minéral ou la pierre. Contrairement aux substances chimiques industrielles que vous avez dans les médicaments allopathiques, le minéral est naturel et ne contiendra que de petites doses. Il suffit de voir les dilutions homéopathiques et leurs effets pour comprendre que nous travaillons au niveau de l'atome et de l'énergie. En outre, la peau fait office de filtre et ne prendra que ce dont le corps a besoin.

L'action énergétique, bien que contestée et peu expérimentée par nos médecines officielles, existe bel et bien. Chaque cristal vibre selon sa fréquence propre et aura donc un effet propre que nous examinerons plus loin.

PORTER UN CRISTAL

Le cristal doit être en contact avec l'épiderme, peu importe la forme du bijou. Il faut choisir le meilleur endroit pour que son effet soit le plus complet. Porter ces cristaux sur les méridiens d'énergie et les chakras est recommandé mais il faut être chez soi.

Le collier autour du cou ou le bracelet autour du poignet est parfait pour le traitement à long terme. le cou est endroit très sensible (concentration de nerfs et de vaisseaux). Un simple cristal a une bonne action aussi ; c'est parfait pour le mental, pour les émotions, la nervosité, tous les problèmes de comportements.

Utilisation d'un cristal :

- la pointe dirigée vers le bas pour ancrer la personne vers la terre, la réalité, le concret, le matériel.
- la pointe dirigée vers le haut pour entraîner vers une spiritualisation.

Les bracelets sont parfaitement adaptés pour une action sur les méridiens. C'est recommandé pour les problèmes articulaires, nerveux ou de mémoire.

Les bagues se portent à différents doigts :

Pouce : égocentrisme, repliement sur soi, recherche du passé, fonction cérébrale, héritage congénital, angoisse, problèmes de gorge.

Index : sagesse, tempérance, justice, émotions, acné, problèmes de peau, migraine, constipation.

Majeur : volonté, dynamisme, énergie, anémie, émotions conflictuelles, timidité maladive.

Annulaire : vitalité, dynamisme, énergie, agit sur l'état des fonctions reproductrices, les reins, migraines, problèmes de concentration.

Auriculaire : énergie psychique, sensibilité, télépathie, intuition, système digestif, angoisse, trac, hypertension.

Les boucles d'oreilles sont très bien situées et ont une action sur la connaissance, l'intuition, la clairvoyance. À savoir : le côté droit agit sur la partie gauche du corps et la partie gauche du cerveau agit sur la partie droite du corps.

LA PURIFICATION DES CRISTAUX

Les cristaux sont des émetteurs récepteurs et, selon d'où ils viennent, peuvent avoir pris et stocké de nombreuses mauvaises vibrations.

Plusieurs solutions :
- Les laver à l'eau vive. Attention ce pendant aux gemmes que vous y mettez. Une lampe à sel, par exemple, qui est du chlorure de sodium, donc du sel, va fondre comme neige au soleil...
- Les enterrer pendant un bon moment en marquant, bien sûr l'endroit si vous voulez la retrouver. La terre, leur mère naturelle, à un magnétisme qui en chassera toutes les impuretés et redonnera à votre cristal sa virginité première.

- Les poser dans une géode d'améthyste ou sur une macle de quartz (l'améthyste est de la famille des quartz) ; cela aura pour effet de transformer les ondes basses et négatives en ondes de plus forte fréquence et fortement positive.

LE SYSTÈME ÉNERGÉTIQUE DU CORPS

LES CHAKRAS ET LES CORPS

Il existe 7 chakras dans le corps humain. Ce sont des roues ou centres spirituels qui constituent les points de jonction des méridiens. Chaque chakra a sa couleur et ils sont également en lien avec les différents corps.

Le corps éthérique

Le corps éthérique est le support des chakras, il est aussi le véhicule de l'essence vitale du corps. Il contient le programme d'organisation du corps physique et de l'énergie de vie. Cette énergie circule à travers les méridiens et se concentre en créant des centres vitaux, véritables tourbillons d'énergie spiralés qui rayonnent à partir de l'axe du corps physique ; ils sont appelés chakras en sanskrit, ce qui signifie roues.
Chaque chakra fonctionne de façon particulière et reçoit de l'environnement un courant d'énergie qu'il transmet au corps.
À l'inverse, un déséquilibre au niveau des chakras

pourra perturber tout le système glandulaire endocrinien dont il dépend ; et si un chakra est bloqué ou en hyperactivité, les fonctionnements vitaux, énergétiques et psychique peuvent être affectés jusqu'à l'apparition d'une maladie.

Le corps astral

Le corps astral ou corps d'émotions est le miroir où se reflètent toutes les émotions, les désirs les sentiments. Il enregistre par les sens toutes les impressions et les messages de la vie et les communique au corps mental. Ce corps peut s'amplifier ou se rétracter suivant ce que ressent la personne.
C'est dans le corps astral que va se faire sentir la présences d'entités dites « astrales », c'est-à-dire des « âmes errantes », lorsqu'il y a « vampirisation » de l'énergie.

Le corps mental

Autour du corps astral se trouve le corps mental. Ce corps est le siège de l'intellect et de nos pensées. Son rôle est donc d'appréhender le réel et de le gérer au mieux pour la survie du corps, mais surtout de retrouver la raison pour laquelle un être s'est incarné. Le mental se pose la grande question : pourquoi sommes-nous ici ? Quel est mon chemin de vie ?

Le corps causal

C'est le corps de l'âme ou corps « spirituel » Lors d'une sortie hors du corps, c'est le corps causal qui se dédouble. De même, à la mort physique, il s'échappe de l'enveloppe charnelle en intégrant les corps mental et astral. Le développement du corps causal est intimement lié à la plus ou moins grande «ouverture» du chakra coronal.

Les chakras sont situés :
1er chakra ou Muladhara : pelvis, couleur rouge
2è chakra ou Svadhisthana : nombril, couleur orange
3è chakra ou Manipura : estomac, couleur jaune
4è chakra ou Anahata : cœur, couleur vert
5è chakra ou Visuddha : gorge, couleur bleu
6è chakra ou Ajna : entre les deux yeux, couleur violette
7è chakra ou Sahasrara : fontanelle, couleur blanche

Il est intéressant de noter que le choix des couleurs des cristaux sera très souvent en correspondance avec les chakras. N'ayez crainte, un chakra n'est jamais fermé, il est seulement plus ou moins ouvert selon l'état de nos corps.

PROPRIÉTÉS DES MINÉRAUX ET CRISTAUX

Nous avons choisi de ne présenter que les plus faciles à acquérir, les plus courants et les plus utilisés; d'autres ouvrages plus complets pourront compléter votre information. La base ici présentée est essentielle.

La grandeur des pierres photographiées est en général comprise entre 3-4 cm sur 4-6 cm ; l'or fait 1, 5 cm.

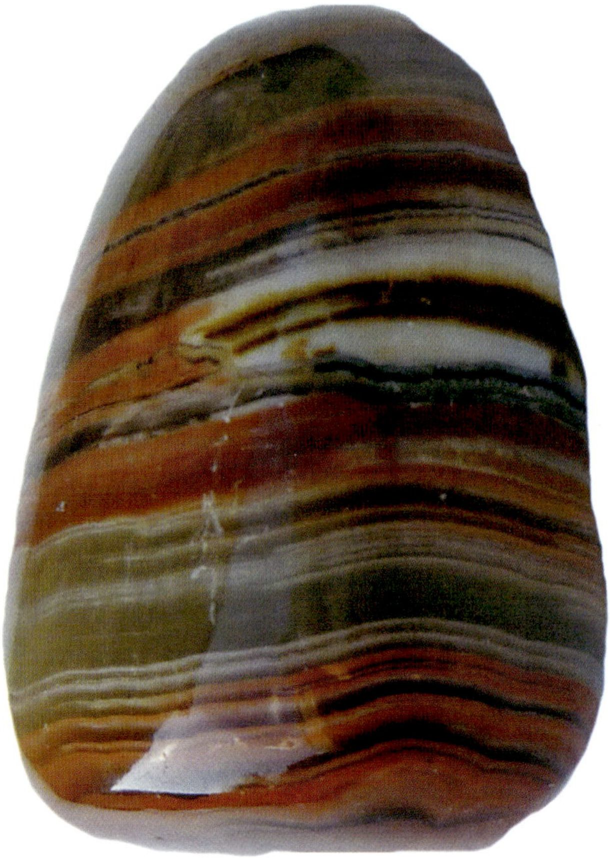

Agate

Couleurs : toutes les couleurs
Composition chimique : dioxyde de silicium, SiO_2
Système cristallin : rhomboédrique
Dureté : 6,5
Chakras : aucun

Il en existe de très belles tranches d'agate et de nombreuses variétés. Beaucoup ont été traitées pour leur embellissement, donc attention ! Elles ne présentent pas un intérêt majeur en lithothérapie mais peuvent être très décoratives dans la maison où elles appellent au calme. Elle protège des terreurs nocturnes, corrige les maladies du foie et de l'estomac. C'est une des plus vieilles pierres de chance et rétablira la balance entre le physique et l'émotionnel.

En huile, au 18è siècle, servait contre les épilepsies, les paralysies et les blocages nerveux. En poudre cuite dans du vin, elle guérit les maux de dents.

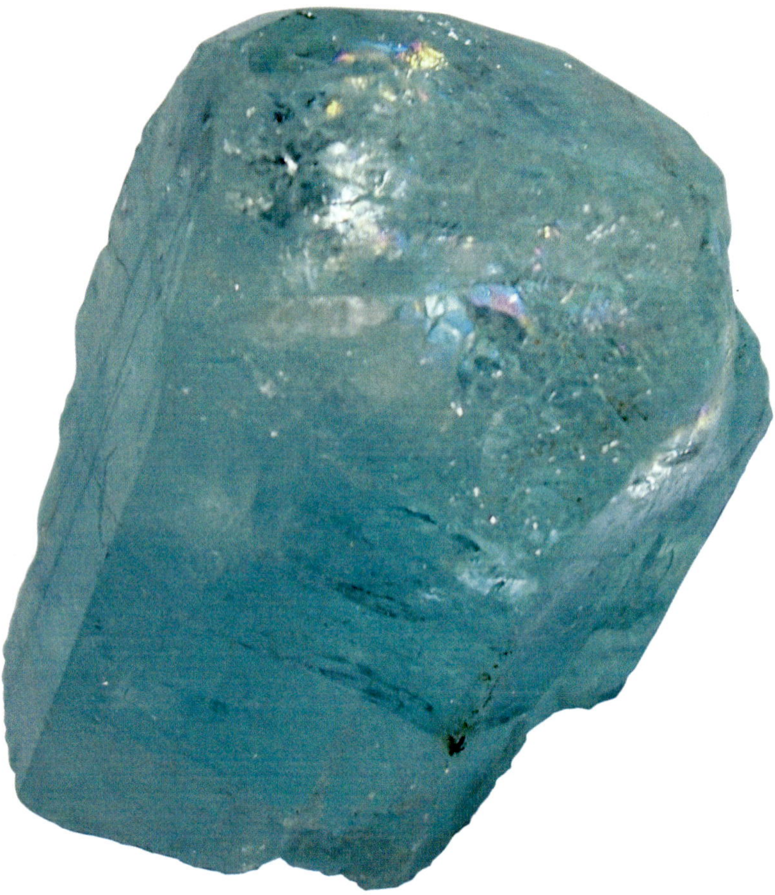

Aigue-marine

Couleurs : bleu au vert très pâle
Composition chimique : silicate d'aluminium et de bérylium
Système cristallin : hexagonal
Dureté : 7,5 - 8
Chakras : Gorge et Troisième œil
Purification : eau salée

Elle est très apaisante. Excellent effet, posée sur le plexus solaire. Sur le 3è œil, elle calme les pensées. Elle peut aide grandement à établir ses sentiments, sa tendresse. Renforce le système immunitaire, calme les nerveux, filtre les informations inutiles pour le cerveau. Les personnes sensibles et mystiques lui trouveront de grands bienfaits car elle harmonise les tempéraments lunatiques. De la famille des béryls (émeraude) elle clarifiera l'expression. Elle nous aide à être nous-mêmes.

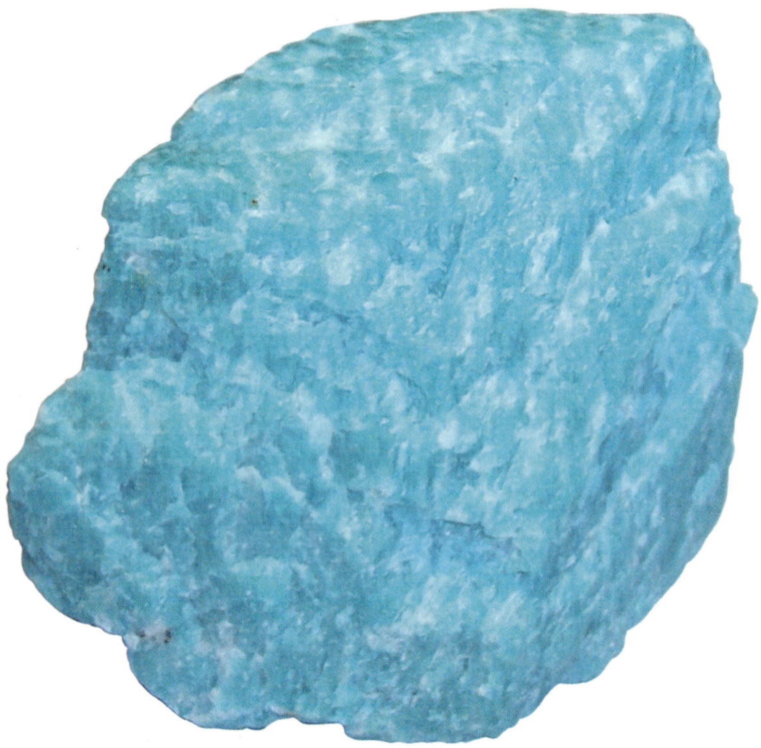

Amazonite

Couleurs : vert bleuté

Composition chimique : silicate d'aluminium et de potasse

Système cristallin : triclinique

Dureté : 6 – 6,5

Chakras : Sacré et Gorge

Purification : eau

C'est le minéral qui améliore les énergies faiblissantes et nous protège des sentiments négatifs. Gemme qui aide à évacuer les mauvaises énergies. Harmonise la thyroïde, le système digestif. Contre les troubles de l'équilibre, active l'énergie des reins et de la vessie.

C'est une pierre qui aide à une plus grande ouverture des chakras de la gorge, du cœur et du plexus. Elle renforce les qualités masculines. Très bon choix pour vous encourager à poursuivre votre chemin de vie. Les pharaons égyptiens l'emportaient dans leur tombe.

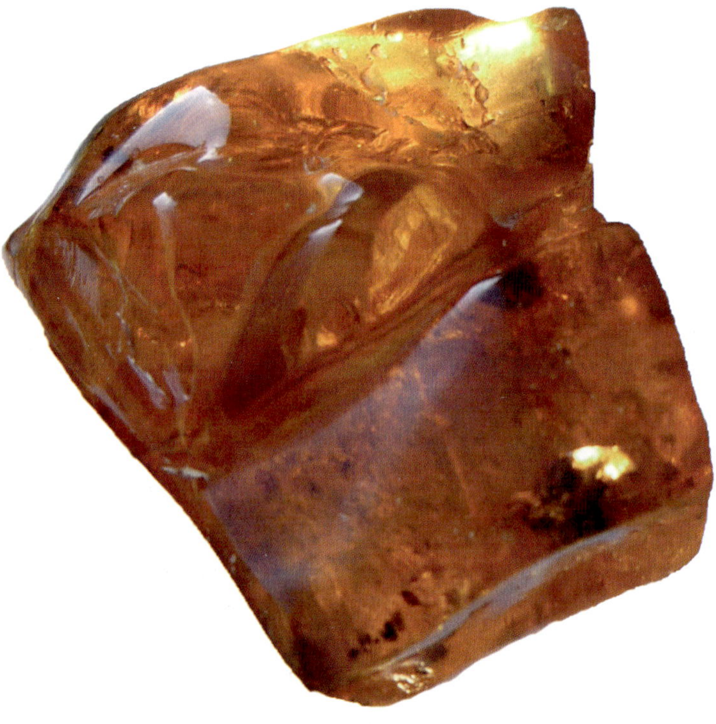

Ambre

Couleurs : jaune pâle à brun, rouge, peut aller jusqu'au noir
Composition chimique : résine d'arbres fossilisés
Système cristallin : amorphe
Dureté : 2
Chakras : Sexe, Cœur et Troisième œil
Purification : inutile, laver à l'eau tiède et soleil.

Cette résine est souvent avec des inclusions, d'insectes ou autres et c'est normal puisque fossilisée. C'est une « pierre » qui aide a trouver le calme intérieur et rééquilibre l'ensemble du corps harmonieusement. Un collier ras-du-cou (pour ne pas provoquer d'étranglement) autour de bébé est miraculeux pour les maux de dents. Elle a un effet électromagnétique très efficace. Elle a la réputation de nettoyer les auras. Chaude à porter, elle pousse vers un altruisme bien compris, calme et attire la chance. A mettre au cou également pour soigner les goitres.
En élixir, c'est une bonne préparation pour les massage.
Ne pas confondre avec le copal qui est une résine de plantes semi-fossilisée et de couleur plus claire.
On la date de quelque 360 millions d'années.

Apaise les maux de dents, réduits les palpitations cardiaques, les vertiges, chasse des maladies contagieuses. N. Lemery, 1761

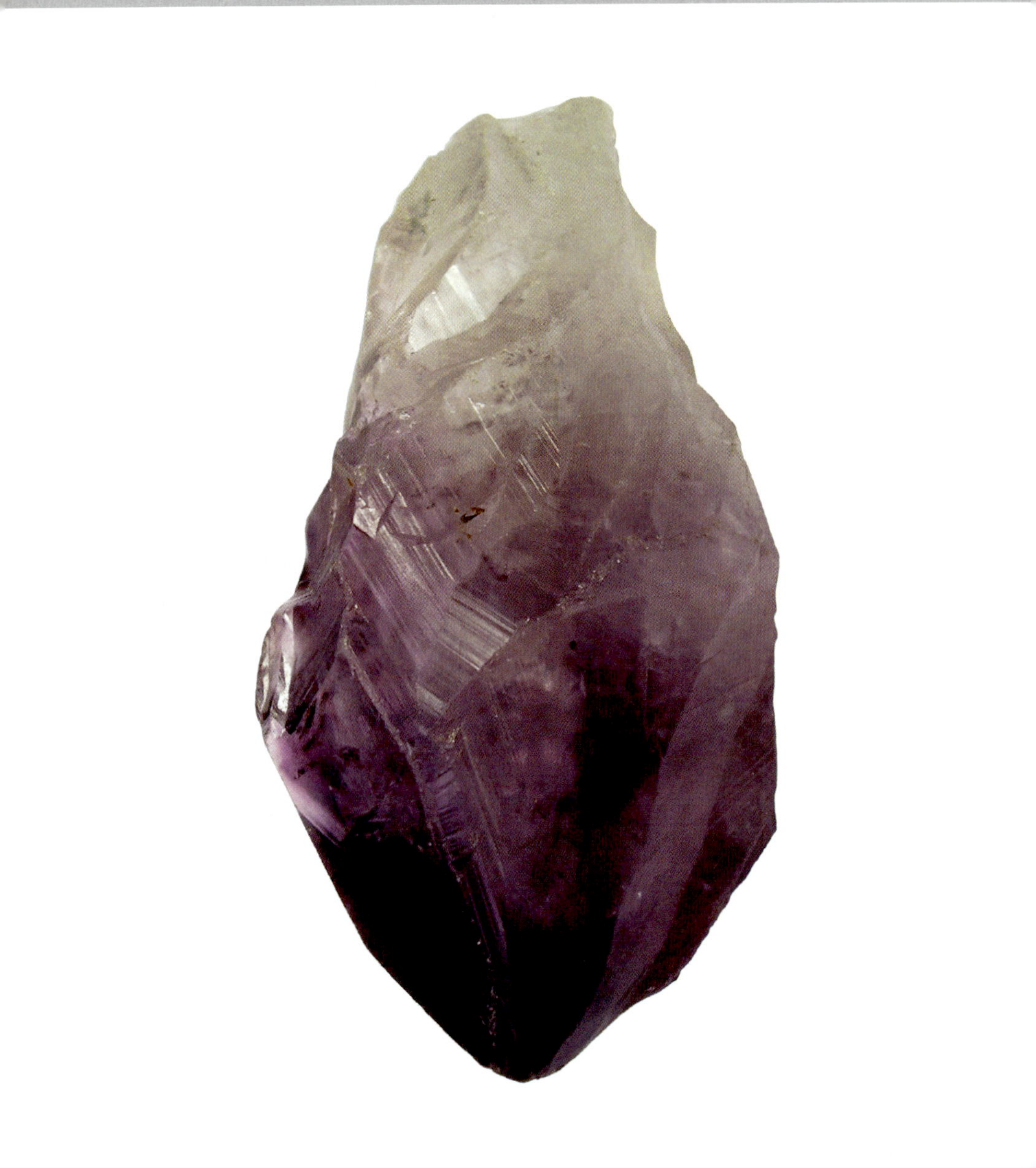

Améthyste

Couleurs : violet de très clair à foncé
Composition chimique : dioxyde de silicium avec traces de fer
Système cristallin : rhomboédrique
Dureté :7
Chakras : Plexus solaire et Troisième œil
Purification : eau salée ou sur quartz

La pierre de la spiritualité et le fait que les évêques en portent une en dit assez long. Elle fut de toutes les couronnes royales. Elle nous rappelle qu'il faut lâcher prise, faire confiance, abandonner pour recevoir plus. Une des gemmes extrêmement tonifiante, améliore la circulation et purifie le foie. L'améthyste est un cristal de transformation de conscience vers la progression spirituelle. A mettre sous l'oreiller pour les problèmes de sommeil et permettra de retrouver ses rêves. Idéal pour régénérer les énergies en intersaison. Potentialise les détoxifications. Stimule la lymphe. Allié contre les graves pathologies, aide à la sobriété que ce soit pour l'alcool, le sexe ou la nourriture.

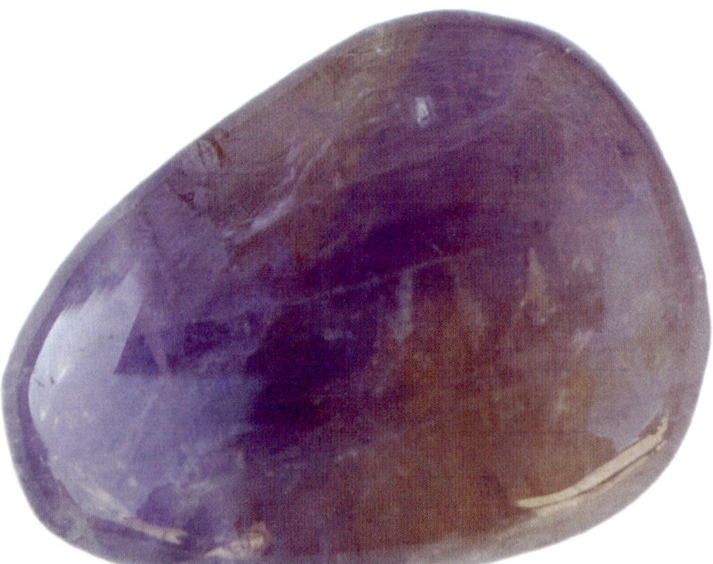

Amétrine

Couleurs : du jaune dégradé au violet
Composition chimique : dioxyde de silicium
Système cristallin : rhomboédrique
Dureté : 7
Chakras : Plexus solaire et Troisième œil
Purification : eau salée

C'est une variété d'améthyste qui stimule l'immunité : quand on la pose sur le 2^{è} chakra, elle agit contre les problèmes hépatiques, et de coordination des gestes. C'est un bon complément pour développer les qualités d'imagination de la personne. Proche de l'améthyste pour ses encouragements vers la spiritualité.

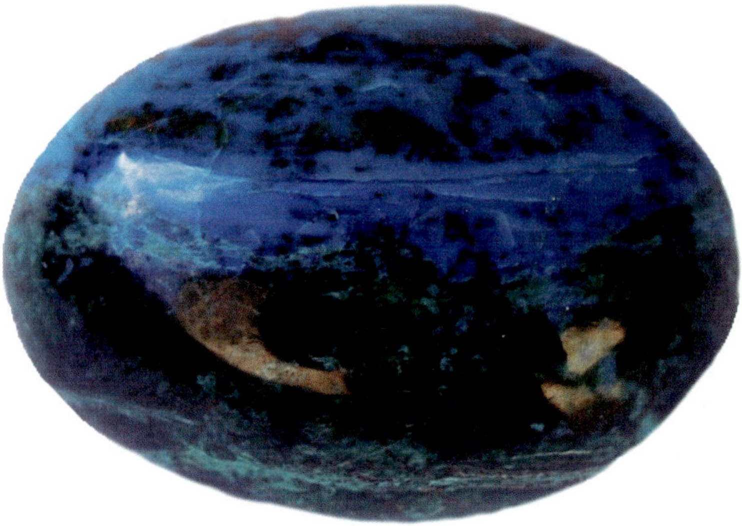

Apatite

Couleurs : vert, jaune et bleu
Composition chimique : phosphate de calcium et de fluor
Système cristallin : hexagonal
Dureté : 5
Chakras : Sexe, Plexus solaire
Purification : eau et lumière de la lune.

La pierre de l'inspiration. Relie le passé et le présent, conscient et inconscient. Elle est recommandée, par sa teneur en calcium, pour les personnes souffrant de décalcification, de fracture, d'ostéoporose et également pour les dents. Elle peut renforcer les personnes fragiles et faciliter la communication. A donner aux adolescents. L'apatite jaune est d'une bonne aide pour combattre la dépression et la fatigue chronique. Son nom d'origine signifie « je me trompe » car elle ressemble à de la fluorite ou des aigue marine.

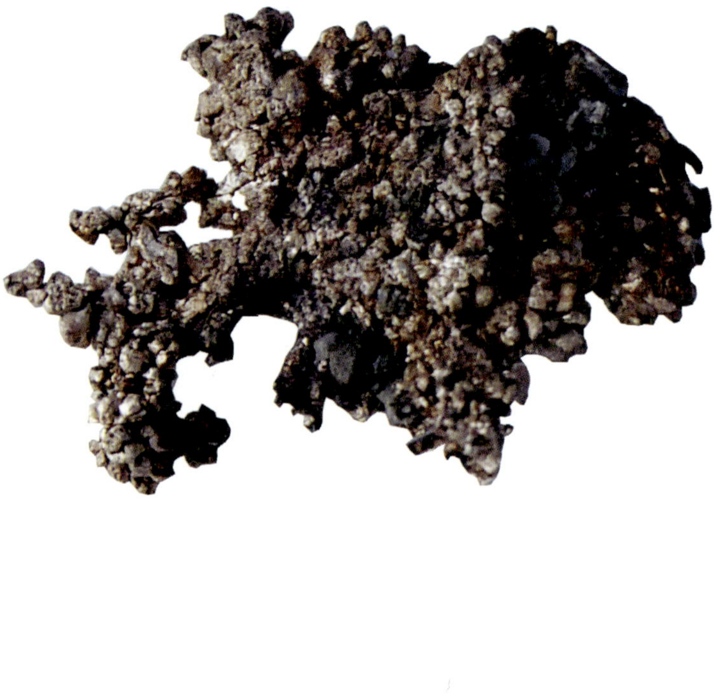

Argent

Couleurs : blanc argenté ou gris, reflets métalliques
Composition chimique : argent (Ag)
Système cristallin : cubique
Dureté : 3
Chakras : Gorge
Purification : eau

Soulage le système nerveux et travaille pour harmoniser les émotions et les rééquilibrer. Doux dans ses bienfaits mais peut également être utilisé comme aide à la communication avec les sphères supérieures ; dans ce cas, à traiter avec prudence. Donne de la fluidité à certaines énergies et notamment celles liées à la richesse.

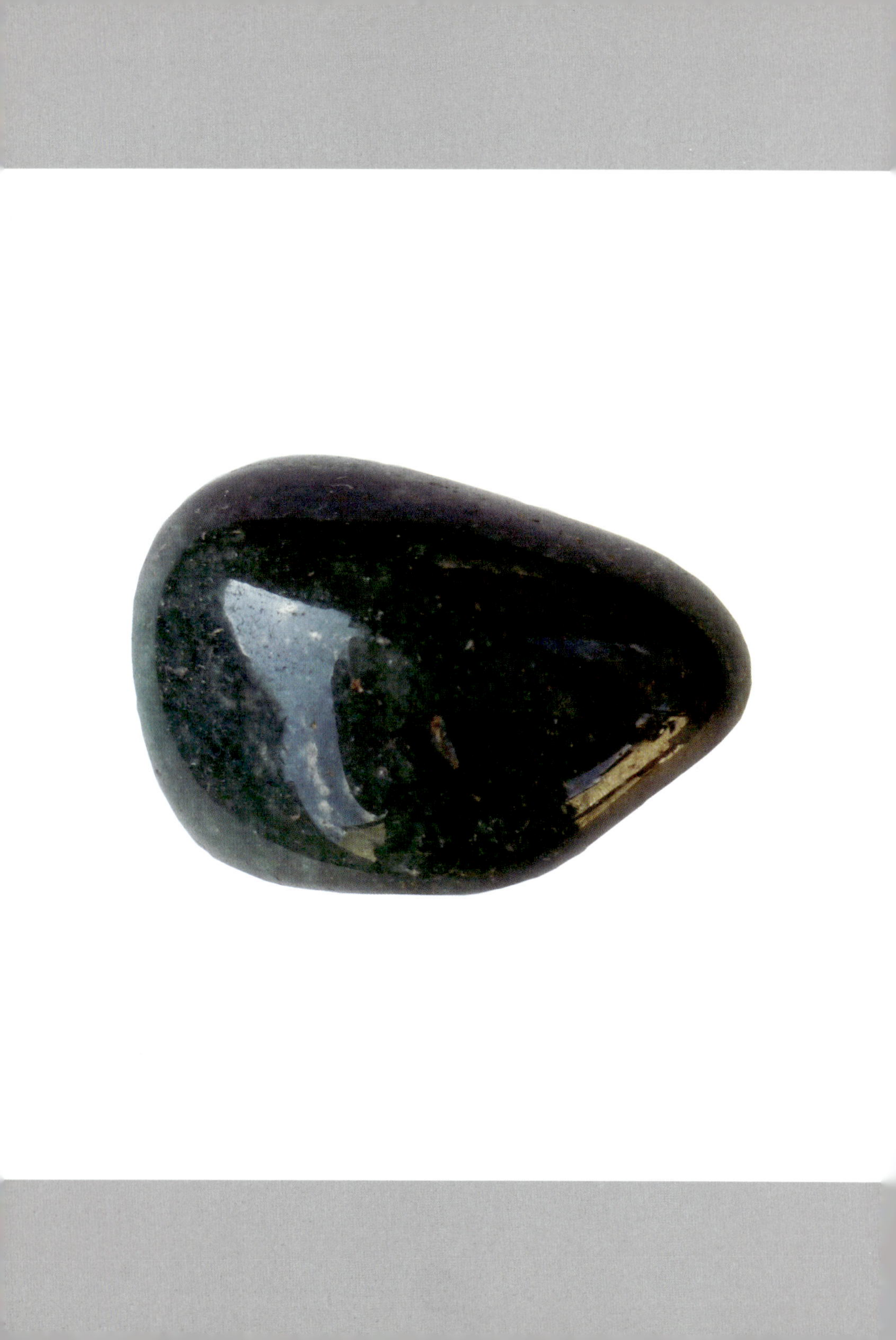

Aventurine

Couleurs : vert clair, vert foncé, bleu
Composition chimique : dioxyde de silicium
Système cristallin : rhomboédrique
Dureté : 7
Chakras : Cœur et Gorge
Purification : eau salée

Très efficace pour drainer le foie. Pour les problèmes de peau, notamment l'acné.
Pierre de l'abondance et de la chance, notamment dans les affaires et le jeu. Elle donne confiance aux personnes qui en manquent. Produit un effet apaisant.
Comme membre de la famille des quartz, elle dissous les blocages émotionnels.

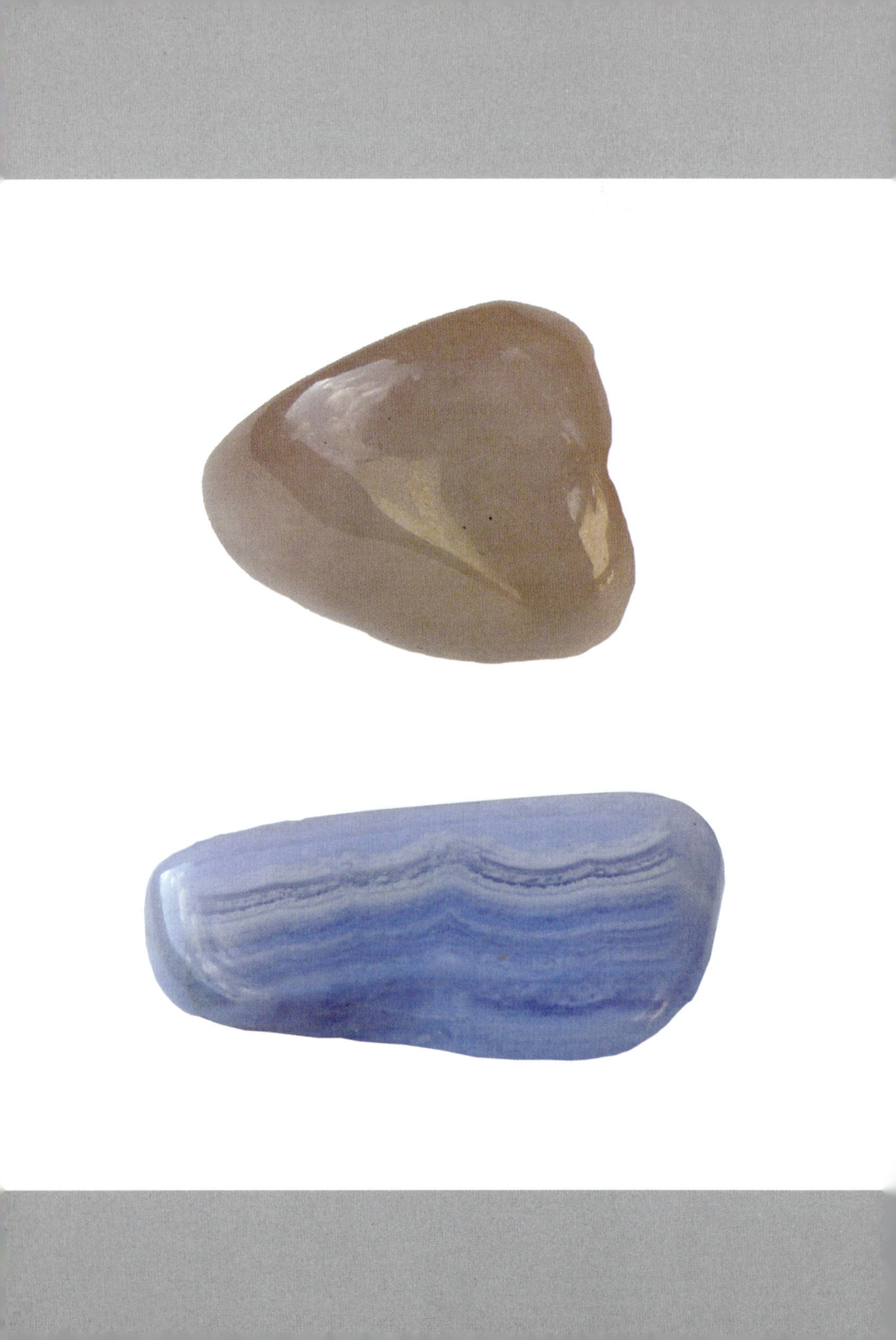

Calcédoine

Couleurs : bleu à mauve
Composition chimique : dioxyde de silicium
Système cristallin : rhomboédrique
Dureté : 6,5
Chakras : Gorge et Troisième œil
Purification : eau et lumière de la lune

Elle doit être posée sur le chakra correspondant à sa couleur. Elle régule les émotions, la tristesse, la déprime. Sur le chakra de la gorge, elle permet aux personnes agressives d'atténuer leurs émotions et d'atténuer leurs propos. On la dit pierre des orateurs car elle facilite et clarifie l'expression. Elle nettoie le système de notre circulation.

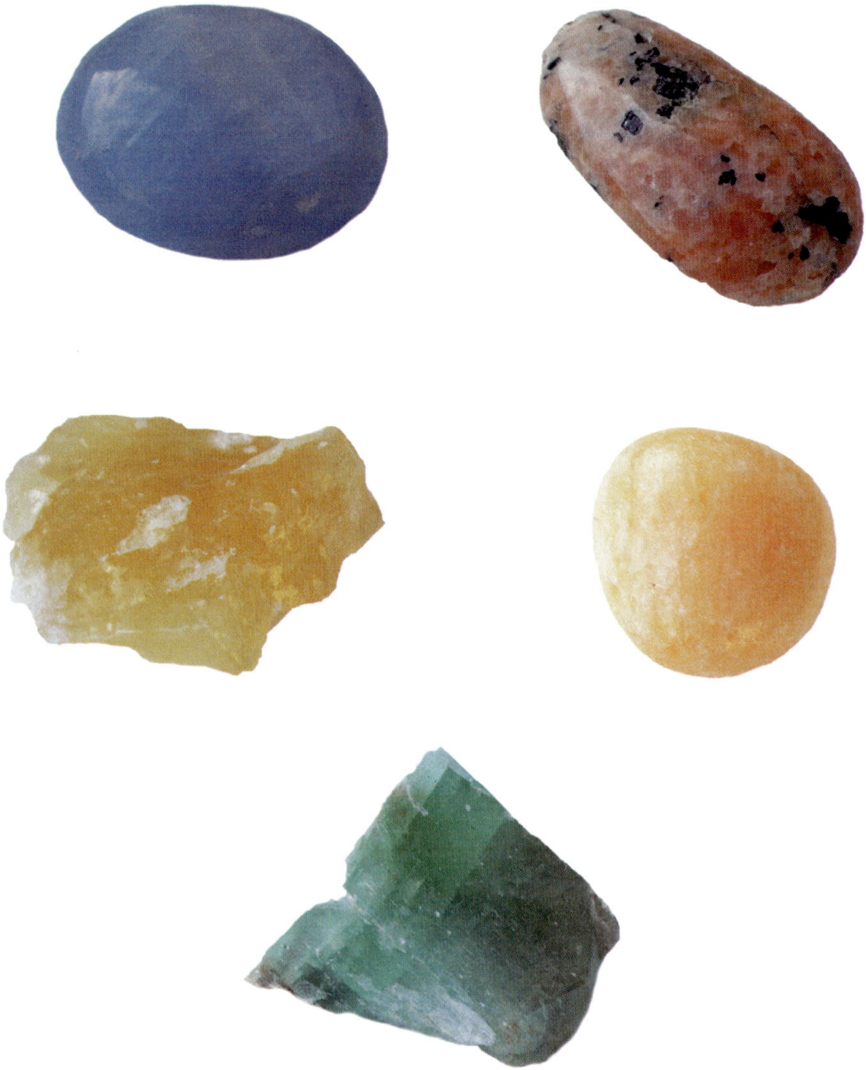

Calcite

Couleurs : toutes les couleurs sont représentées y compris incolore
Composition chimique : carbonate de calcium
Système cristallin : rhomboédrique
Dureté : 3
Chakras : tous
Purification : eau salée

Nettoyeur des énergies négatives, elle est recommandée aux thérapeutes. Bleue, c'est une gemme qui est apaisante, qui, posée dans la pièce, facilitera la pratique de la méditation ; elle est la bienvenue dans une maison où toute la famille veut vivre dans une même harmonie. S'applique au chakra de la gorge.
Orange, elle est plus tonique et s'applique au chakra du sexe, désinhibant certaines appréhensions ou peurs.

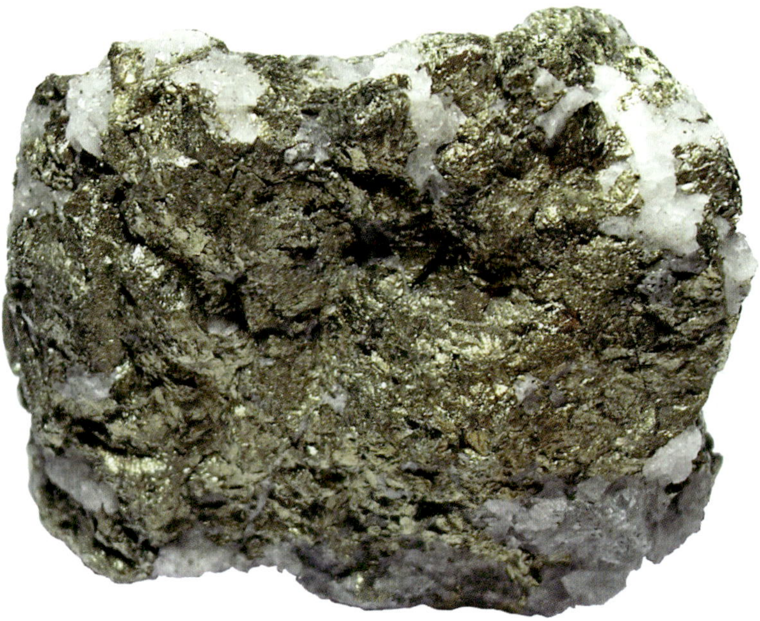

Chalcopyrite

Couleurs : jaune
Composition chimique : cuivre pyriteux (fer)
Système cristallin : tétragonal
Dureté : 4
Chakras : Sacré, Plexus solaire et Troisième œil
Purification : eau

Pierre qui traite les infections par sa composition, notamment fongicide. Renforce le système génito-urinaire et les fonctions hépatiques. Rendra l'esprit plus vif et prêt à accepter ses problèmes. Encourage la réalisation de soi, stimule les capacités intellectuelles, favorise le traitement de problèmes enfouis profondément et aide à voir les choses de la vie dans le contexte plus grand de la destinée.

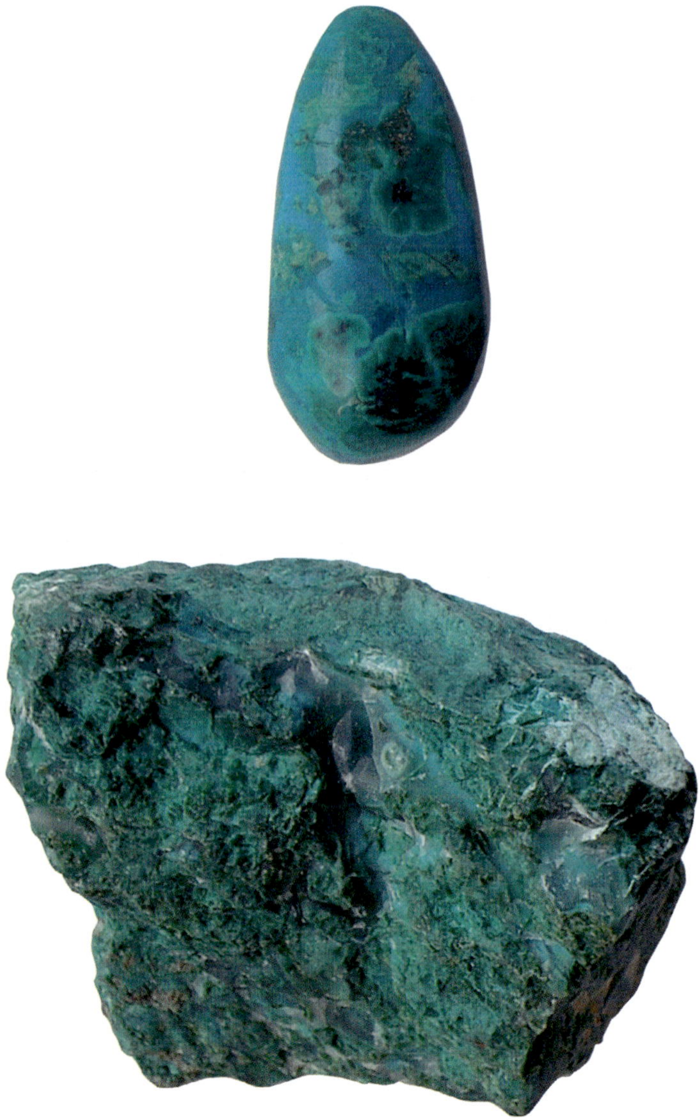

Chrysocolle

Couleurs : vert et bleu-vert
Composition chimique : hydrosilicate de cuivre
Système cristallin : aucun
Dureté : 2-4
Chakras : Gorge, Cœur et Plexus solaire
Purification : sur quartz ou au soleil

C'est la pierre de la réunion, de la compréhension ; permet de mieux voir la séparation entre le bien et le mal. Aide à la reconstitution organique, diminue remords et craintes. Pierre de paix et de pardon qui apporte la douceur quand c'est nécessaire entre les individus.

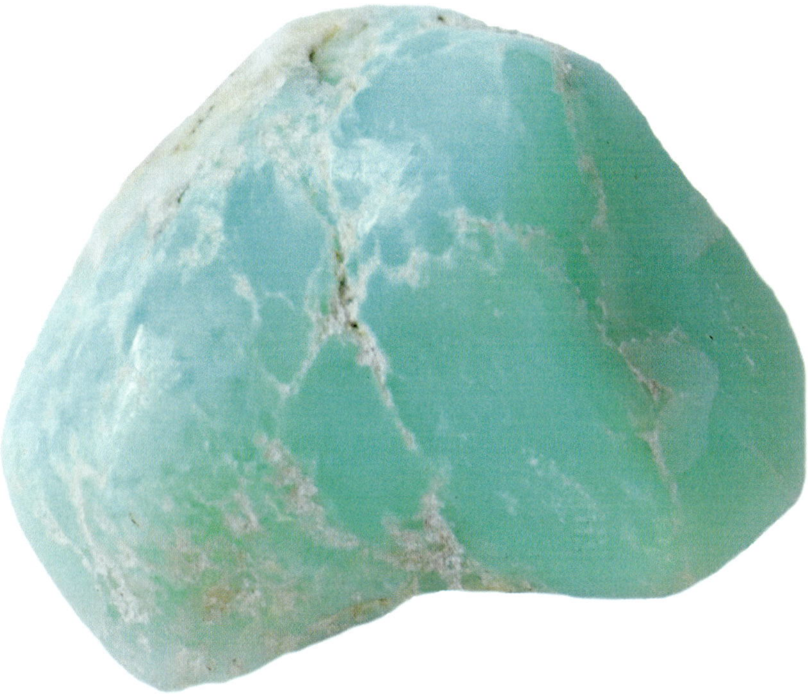

Chrysoprase

Couleurs : vert
Composition chimique : dioxyde de silicium
Système cristallin : rhomboédrique
Dureté : 6,5
Chakra : Cœur
Purification : eau salée

A une bonne action sur la circulation sanguine. Elle nous procure une confiance en soi pour nous aider à supporter les volontés dominatrices d'autrui, donc à recommander pour ceux qui se sentent parfois faibles en face des autres.

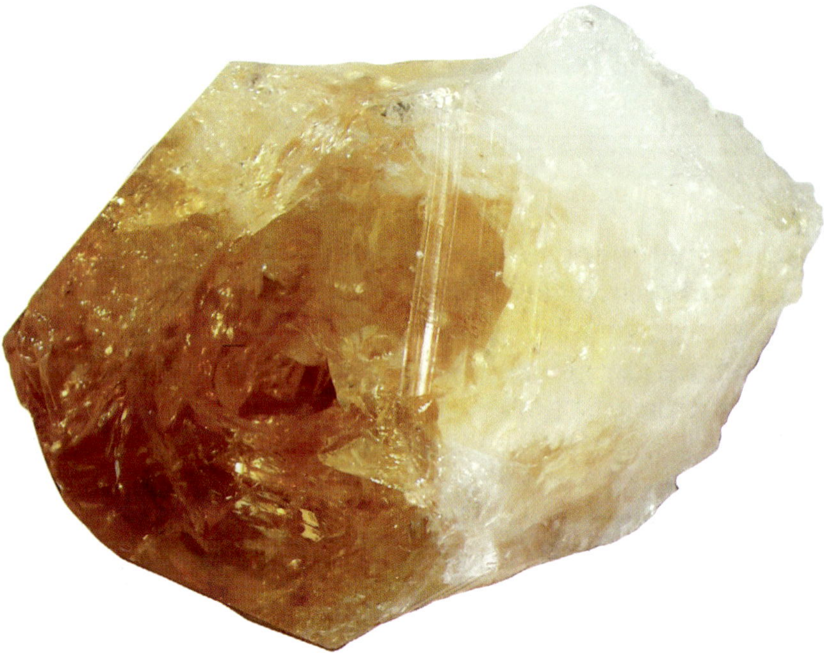

Citrine

Couleurs : jaune pâle, orange
Composition chimique : dioxyde de silicium
Système cristallin : rhomboédrique
Dureté : 7
Chakras : Sacré et Plexus solaire
Purification : eau salée

Cette gemme est très solaire et apporte une bonne humeur réchauffante pour soi comme pour les autres. Au niveau mental, elle stimule l'intellect et est donc conseillée pour les personnes qui entament des travaux intellectuels. Apporte une plénitude complète et soutient activement vos objectifs. Excellente pour les dépressifs chroniques. Excellente aussi pour tout ce qui concerne la digestion lorsque c'est une vraie citrine et non une améthyste ou un quartz chauffé...

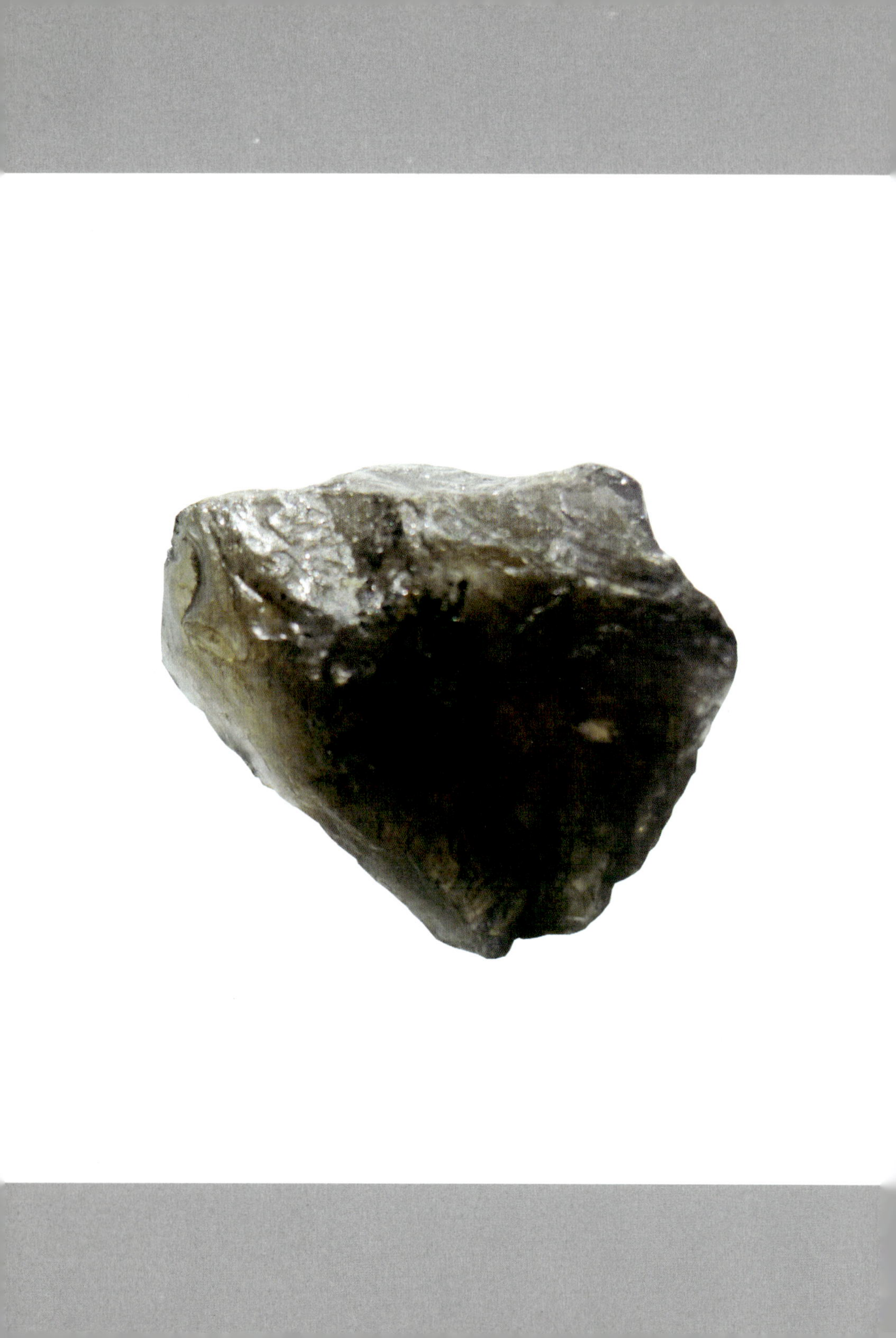

Cordiérite

Couleurs : bleu mauve à violet foncé
Composition chimique : alumino-silicate de magnésium
Système cristallin : orthorhombique
Dureté : 7
Chakras : Sommet
Purification : eau salée

Autrefois appelée saphir d'eau mais cette dénomination est désormais interdite. C'est la pierre de la vision intérieure, de l'initiation aux voyages spirituels. Elle rendra plus sensible aux rêves prémonitoires. Une gemme qui aide à retrouver son chemin... en ne laissant pas le matériel prendre le pas sur le spirituel.

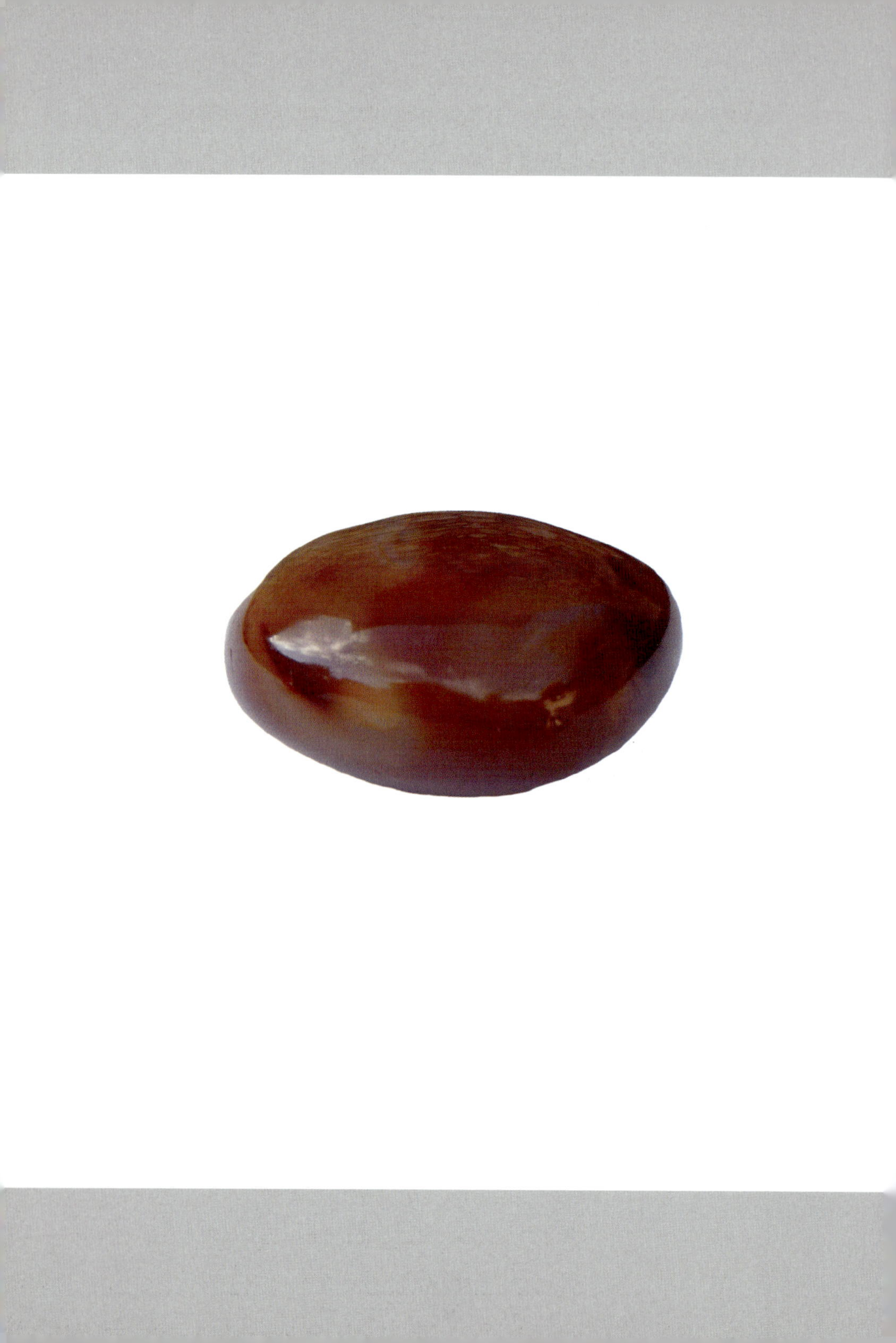

Cornaline

Couleurs : orangé au rouge très foncé
Composition chimique : dioxyde de silicium
Système cristallin :
Dureté : 6,5
Chakras : Sexe
Origine : Inde, Brésil, Madagascar.
Purification : eau salée

Pierre plutôt dans les couleurs rouges et donc plus adaptée au chakra du sexe pour donner ou redonner du tonus. Elle rayonne de bonne humeur et donnera de l'énergie sans trop marquer les nerfs. A tous ceux qui manquent d'enthousiasme, c'est une pierre à conseiller.

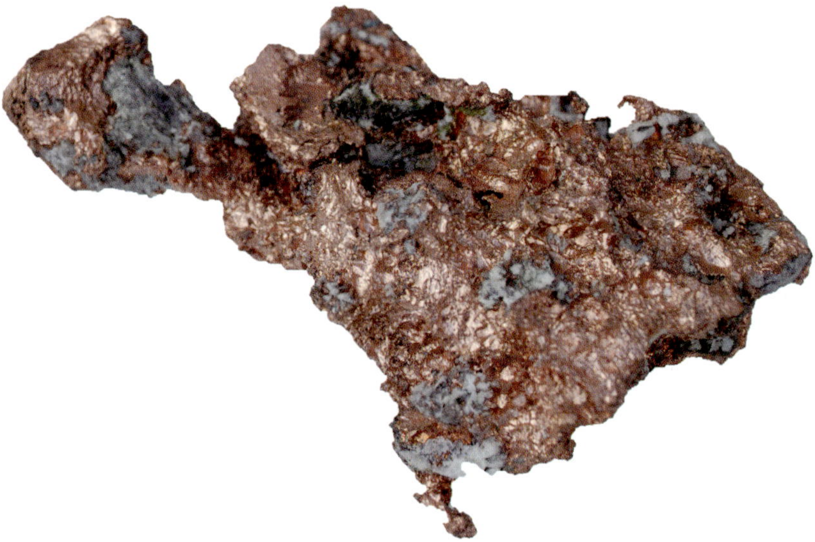

Cuivre

Couleurs : rouge brun au rouge très foncé, avec éclats métalliques
Composition chimique : cuivre (Cu)
Système cristallin : cubique
Dureté : 2,5
Chakras : Sexe et Sommet
Purification : eau

Un excellent conducteur d'énergie et permet de bonnes méditations ; adoucit l'arthrite et les rhumatismes. Le sang en profite également ; une très bonne aide pour aider l'expression et l'acceptation de vrais ressentis.

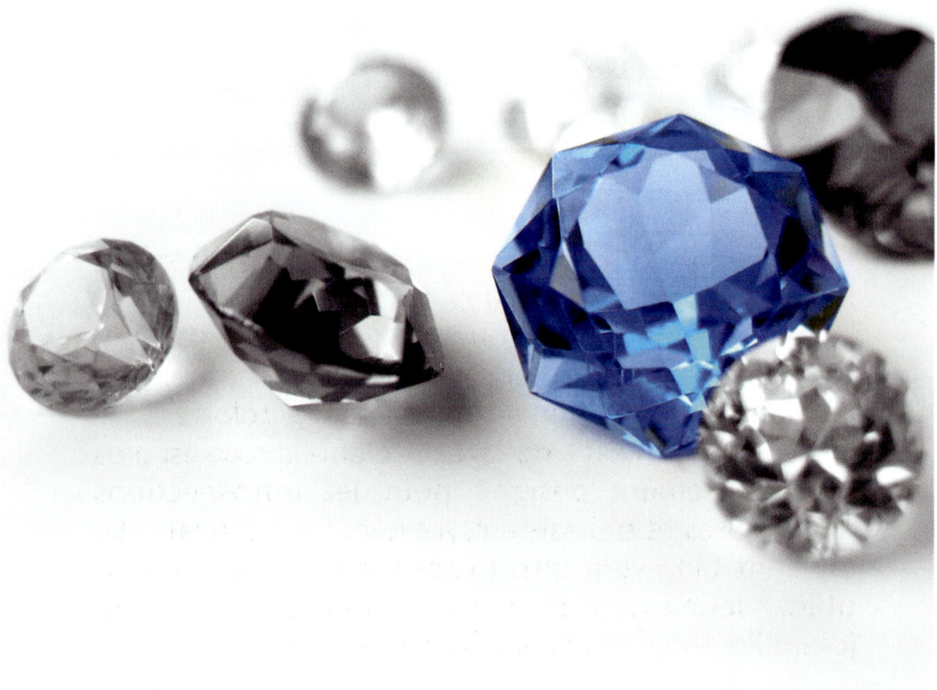

Diamant

Couleurs : incolore, jaune, brun, bleu rose, vert et noir
Composition chimique : carbone (C)
Système cristallin : cubique
Dureté : 10
Chakras : Sommet
Purification : eau salée, soleil

La pierre la plus connue, sans doute, qui représente l'illumination et la puissance spirituelle.
Le diamant absorbe les ondes négatives. Il est d'une très grande puissance et est une aide précieuse pour la méditation, notamment le diamant incolore.
Le diamant noir est trop rare. Le diamant rose est plus particulièrement désigné pour les introspections amoureuses et qui saura rayonner le cas échéant. Le diamant bleu sera plus propice à ceux qui veulent utiliser leur esprit au mieux. Le diamant jaune, ou jonquille, est plus dédié à la joie de vivre.

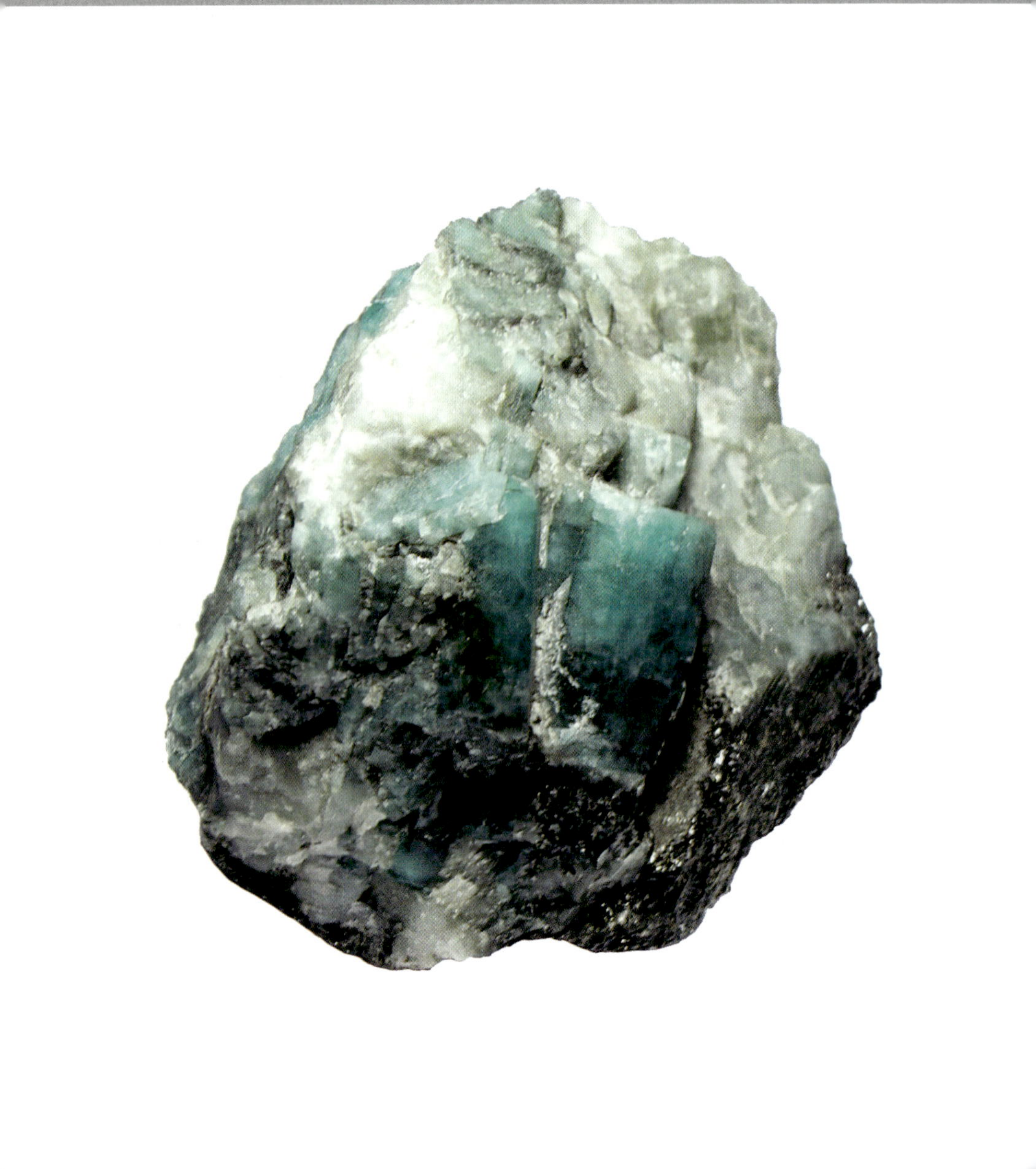

Émeraude

Couleurs : toutes les gammes de verts
Composition chimique : silicate d'aluminium et de béryllium
Système cristallin : hexagonal
Dureté : 7-8
Chakras : Sacré et Plexus solaire

Le symbole de la mémoire et de la bonne fortune. C'est la pierre de l'harmonie, de l'abondance, de la patience, de l'amour et de la fidélité. Ce n'est pas, comme bien d'autres pierres, une gemme à porter constamment mais seulement quand vous en ressentez le besoin ou l'envie. Elle aide à la méditation et équilibre les états émotionnels, mentaux et physiques. C'est une alliée contre le stress, elle brise les vieilles habitudes devenues gênantes et développe les facultés créatrices.

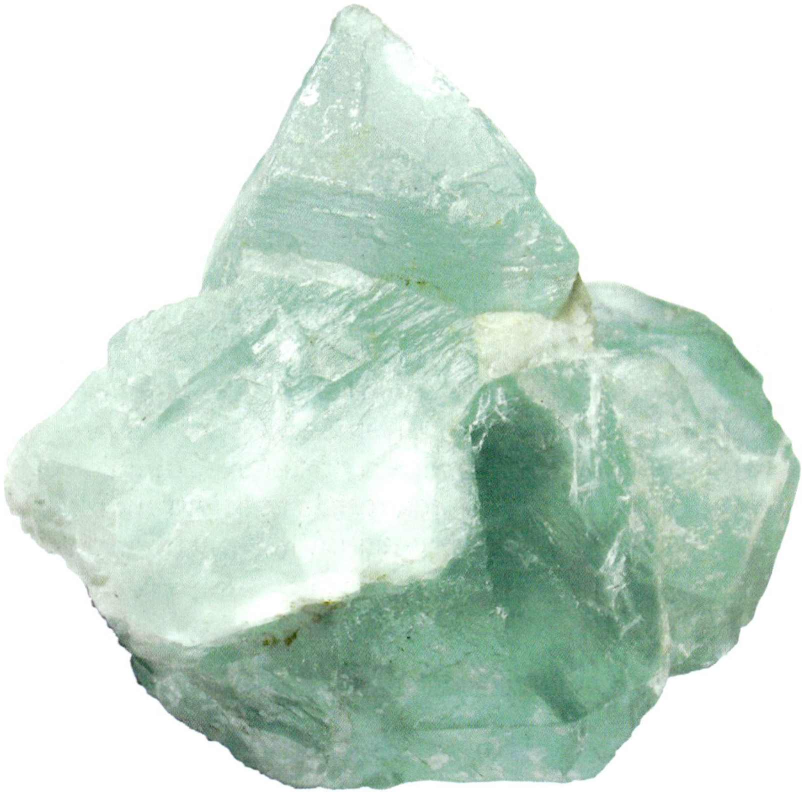

Fluorite

Couleurs : toutes
Composition chimique : fluorure de calcium
Système cristallin : cubique
Dureté : 3-3,25
Chakras : tous

Elle ouvre le cœur, détoxifie et apaise. Les personnes soufrant d'arthrismes en tireront un bienfait net, notamment les vertes. Renvoie vers de plus hauts niveaux de spiritualité tout en permettant de rester centré sur terre. Une gemme à porter avec des pierres contenant du calcium. Accentue la concentration des travaux intellectuels et dynamise les fonctions de la mémoire.

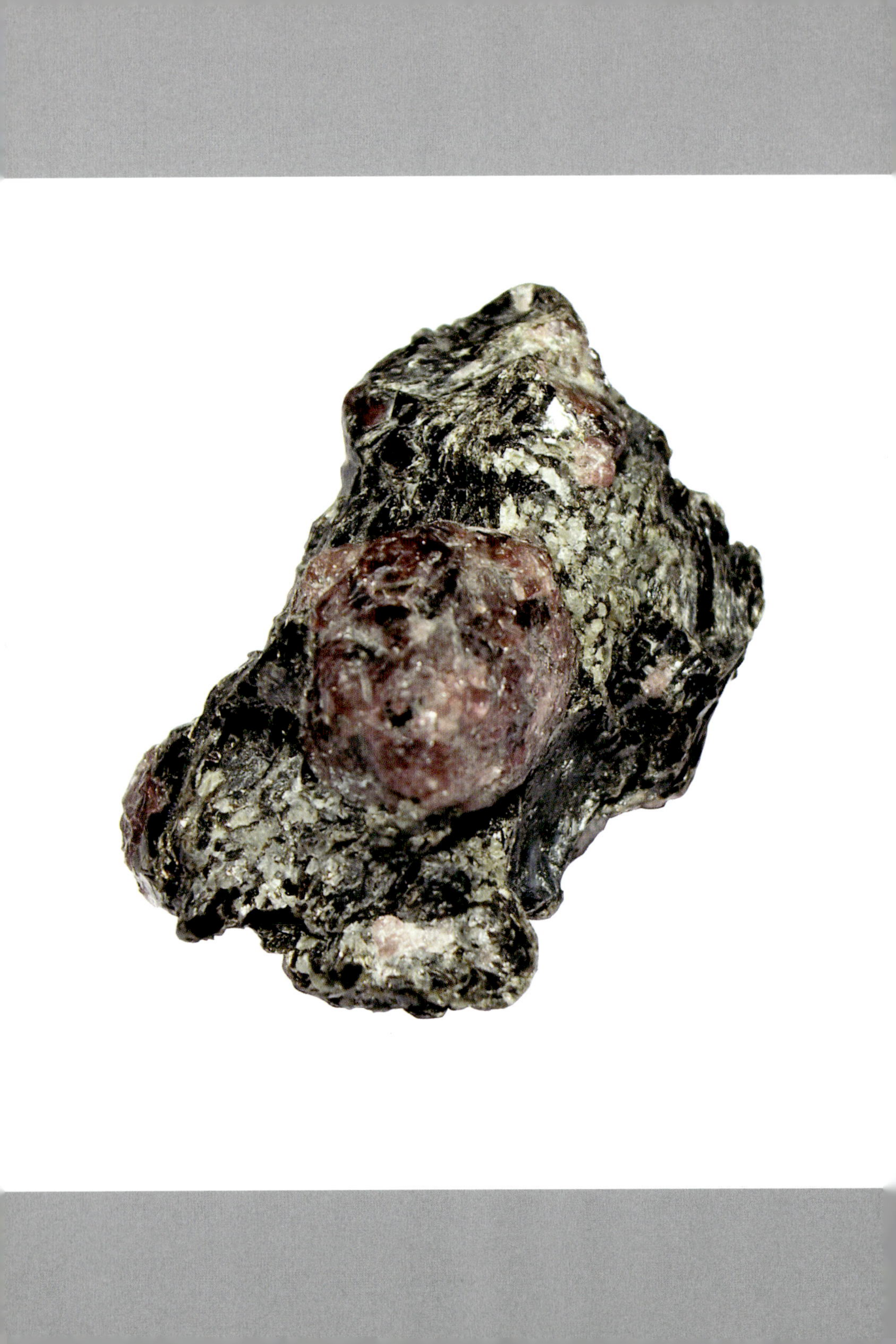

Grenat

Couleurs : rouge tirant sur le violet
Composition chimique : silicate d'aluminium et de fer
Système cristallin : cubique
Dureté : 6-7
Chakras : Sexe
Purification : eau tiède ou lumière de pleine lune

Symbolise l'amour et la confiance. Excellente pierre pour ceux qui se font des reproches ou ressentent une agressivité pour eux-mêmes ; mais déconseillée à ceux qui sont déjà plutôt agressifs envers les autres. Elle protège des dangers pendant les voyages, donne de la force et conduit à la victoire. Renforce notablement la libido. Une pierre parfait pour fixer avec clarté ses émotions. Par sa couleur rouge, facilite la circulation sanguine.

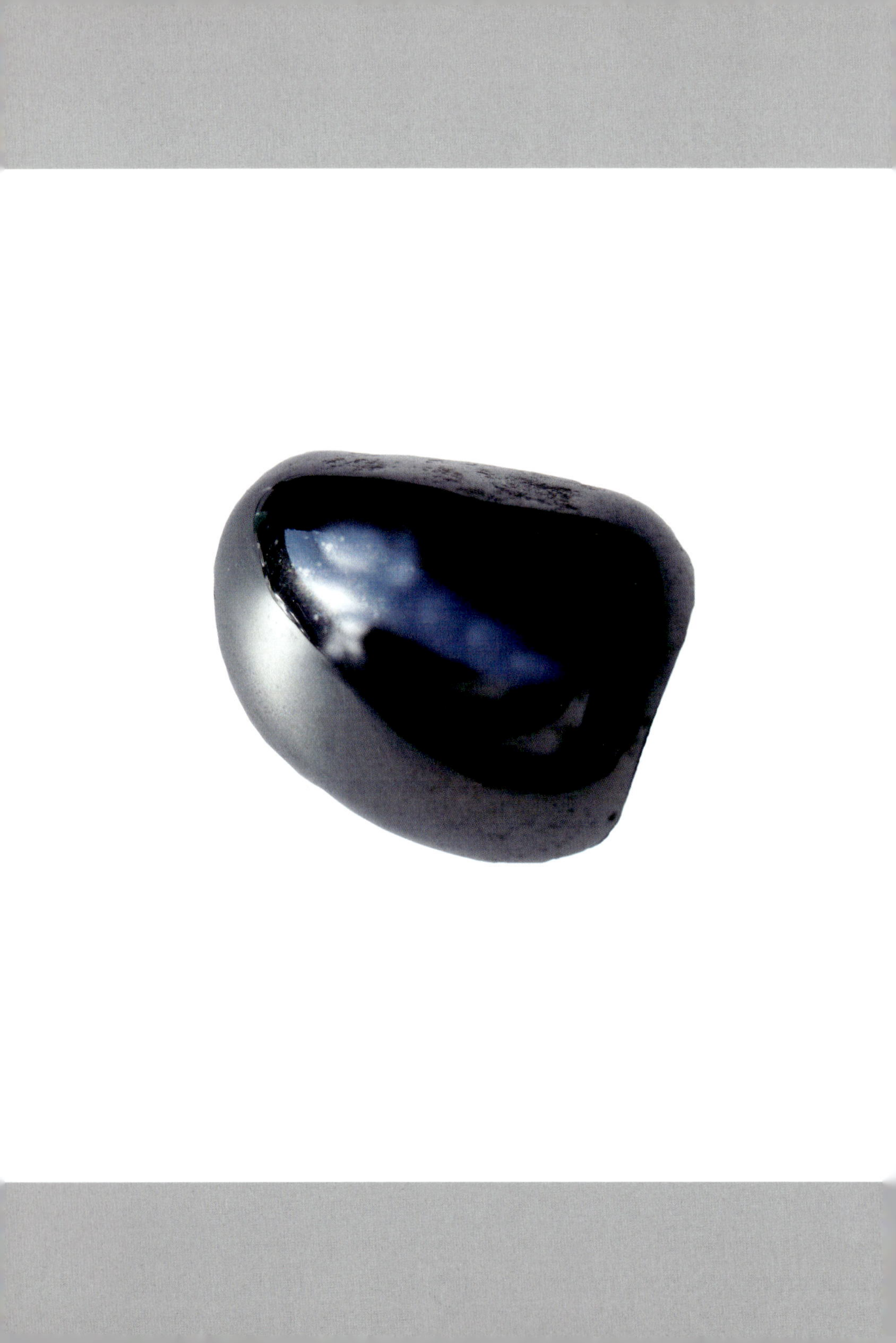

Hématite

Couleurs : gris-noir, rouge brun, éclat métallique
Composition chimique : sesquioxyde de fer
Système cristallin : rhomboédrique
Dureté : 5,5-6,5
Chakras : Sexe

C'est la pierre du premier chakra, encourage les instincts vitaux. Elle restaure l'équilibre et protège des ondes négatives. Sa contenance de fer a évidemment de très bons effets sur la circulation. Parfaite pour les sujets à l'anémie.

Apaise les hémorragies et autres flux de sang, profite à ceux qui ont des maux de foie ; en poudre avec du vin contre les morsures de serpent. N. Lemery, 1761

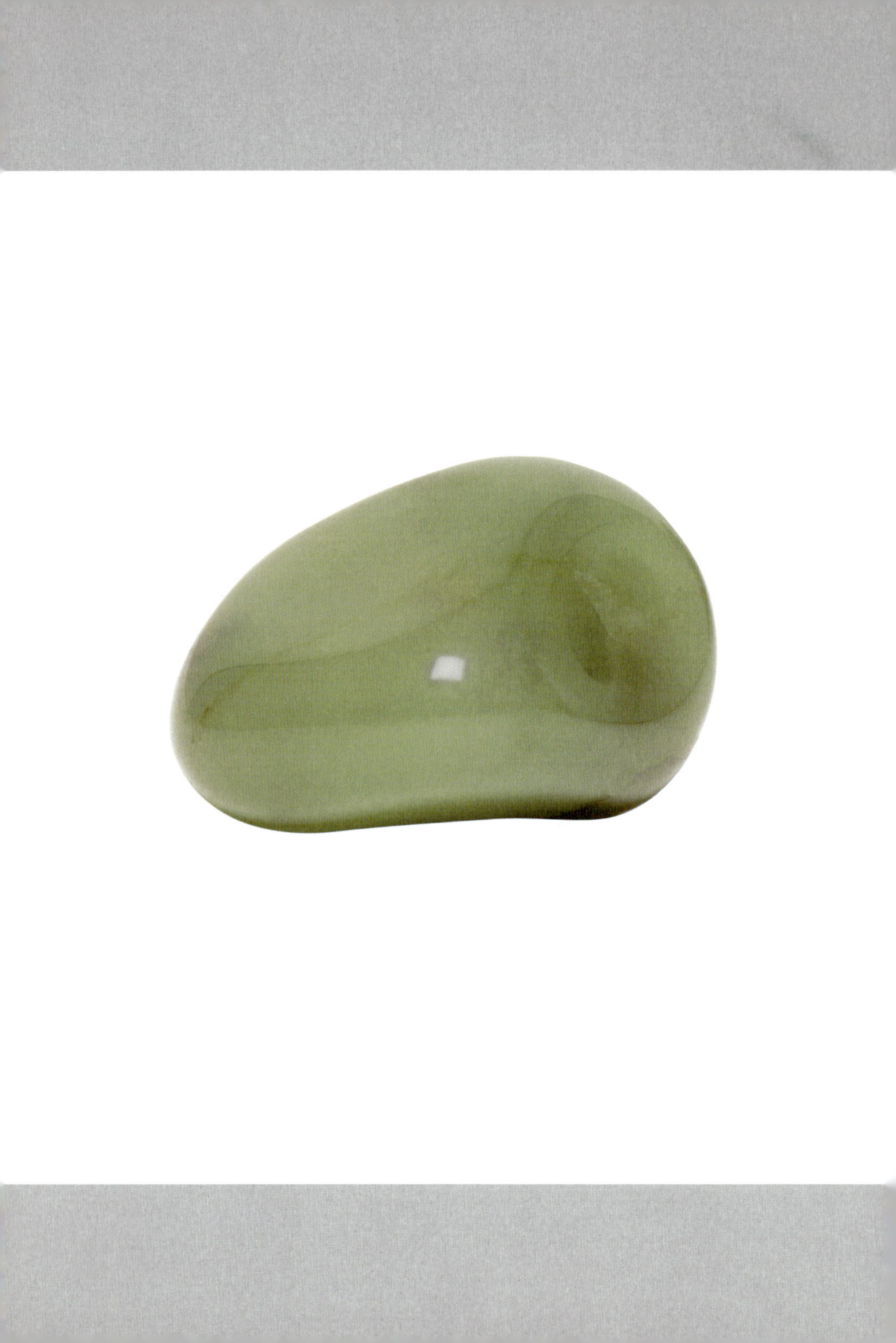

Jade néphrite

Couleurs : blanc, vert, jaune, brun, violet clair, noirâtre
Composition chimique : silicate de magnésium et de calcium
Système cristallin : monoclinique
Dureté : 6,5
Chakras : Cœur et Gorge

Les chinois, depuis très longtemps la vénèrent : elle apporte santé, longévité et fortune. Elle sert à détoxiquer le sang et rétablir le système nerveux. Elle aide à se débarrasser de ses pensées négatives ou des énergies négatives.
Les indiens du Pérou faisaient porter à leurs enfants une pierre de jade pour les protéger et les guérir de leurs maladies.

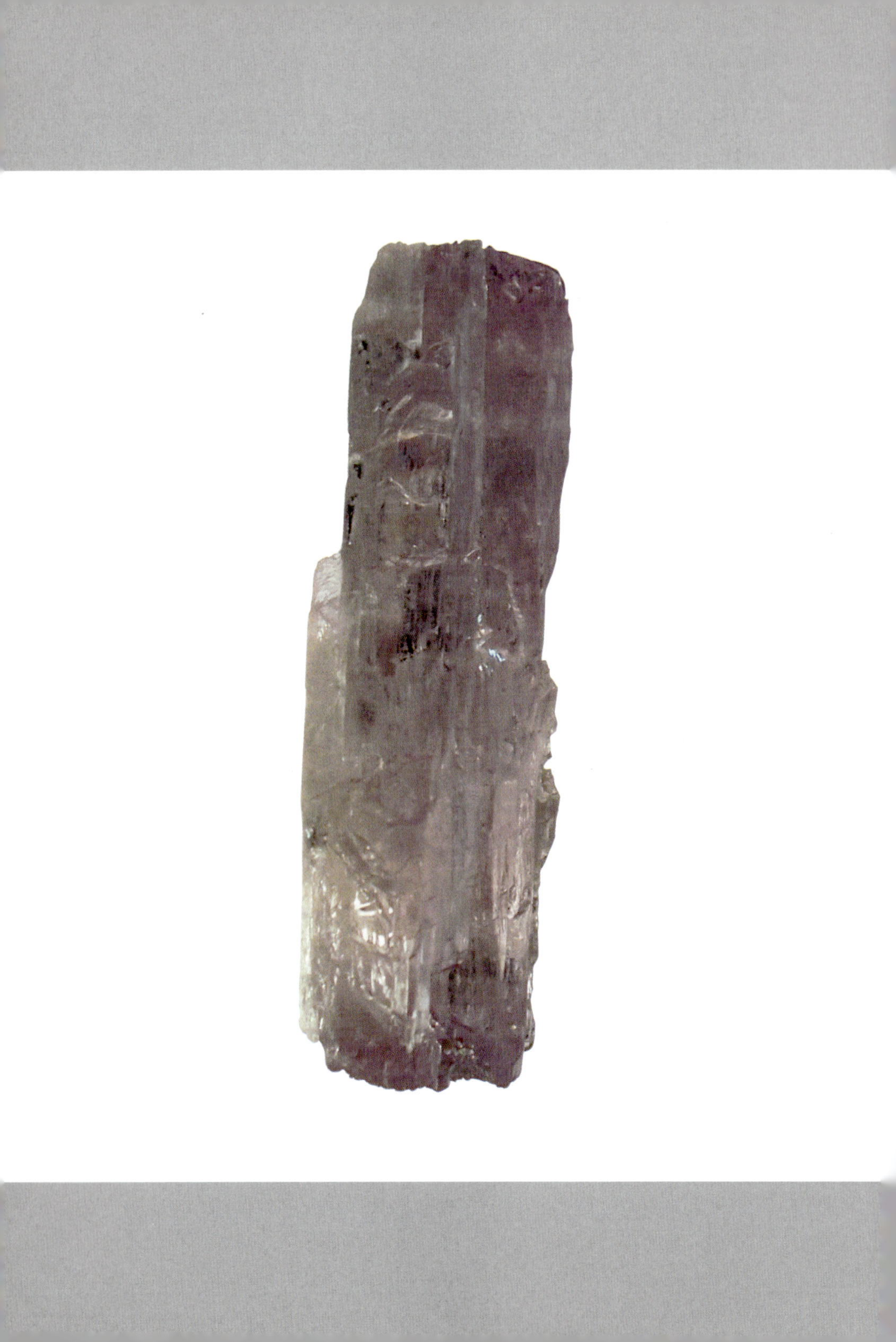

Kunzite

Couleurs : rose
Composition chimique : silicate d'aluminium et de lithium
Système cristallin : monoclinique
Dureté : 6,5
Chakras : Cœur et Gorge
Purification : eau et soleil

Porte ce nom car découverte par George Frédérick Kunz. Pierre puissante contre les énergies négatives et donnant plus de puissance également à nos pensées positives. Excellente pour le système circulatoire et les désordres psychiques. Un bon choix pour lutter contre les troubles psychosomatiques et se libérer des pensées négatives.

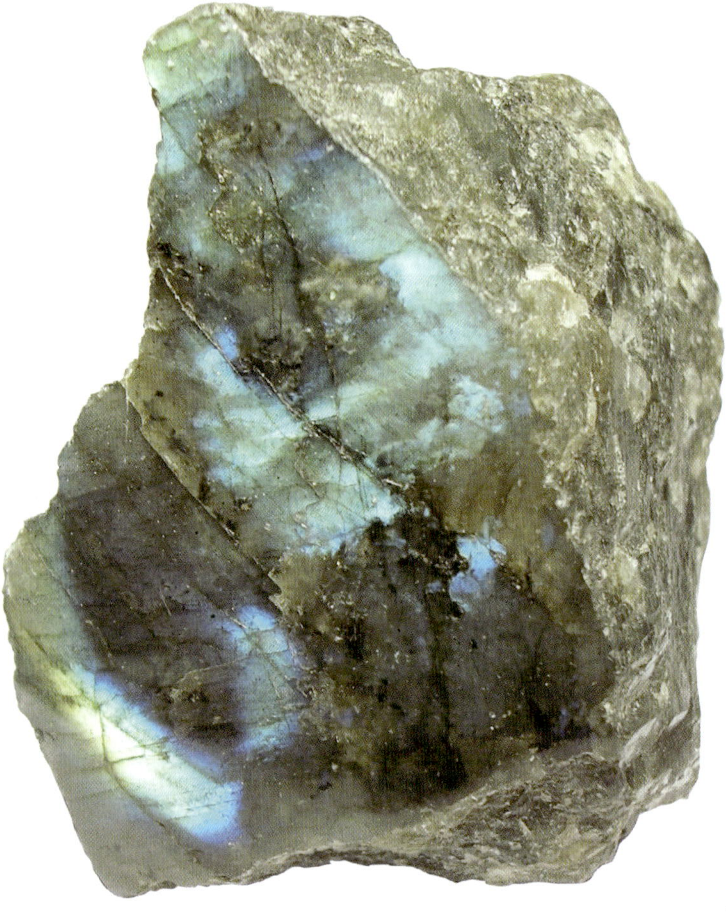

Labradorite

Couleurs : gris foncé, marron foncé avec reflets bleu et vert
Composition chimique : aluminosilicate de sodium et de calcium
Système cristallin : triclinique
Dureté : 6,5
Chakras : Racine, Plexus solaire et Cœur
Purification : eau et soleil

Porte ce nom car découverte au Labrador. Une pierre de vitalité et de protection, souvent recommandée aux thérapeutes pour se protéger et se débarrasser des ondes négatives. Elle forme une barrière protectrice de l'aura. Elle disperse aussi les illusions et permet d'aller directement dans ses relations. Une bonne stabilisatrice du système immunitaire.

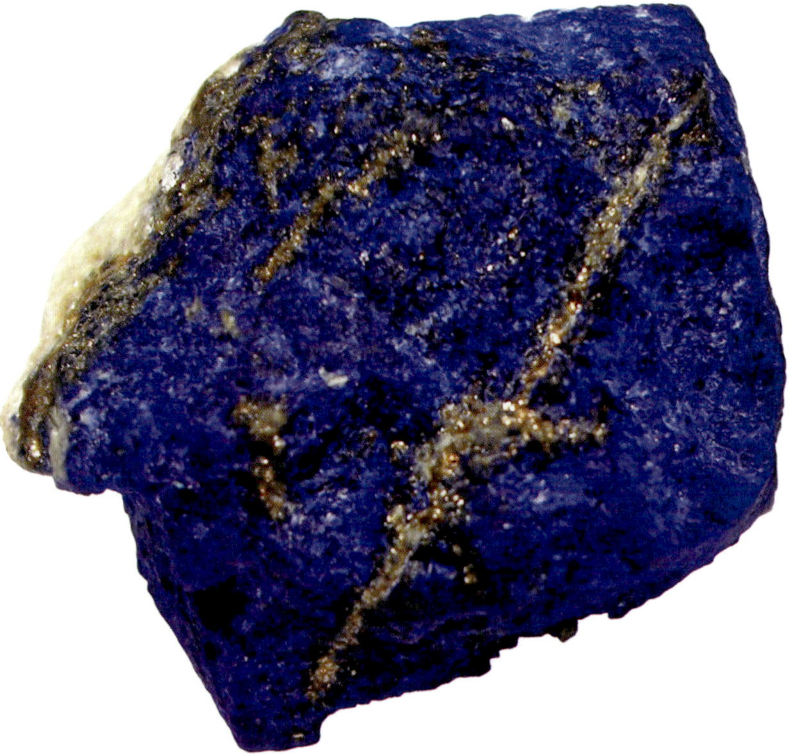

Lapis-lazuli

Couleurs : bleu indigo à bleu profond
Composition chimique : silicate d'aluminium et de sodium et souffre
Système cristallins : cubique
Dureté : 5-6
Chakra : Gorge et Troisième œil
Origine : Afghanistan, Chili, Russie
Purification : quartz ou eau

Une pierre de méditation facilite les décisions et l'organisation. Un bon amplificateur de pensées et une bonne aide pour l'alignement du corps et de l'esprit. Une aide à l'inspiration, au repos de l'esprit, à l'écriture. Pierre qui tend à procurer sérénité et acceptation de soi.

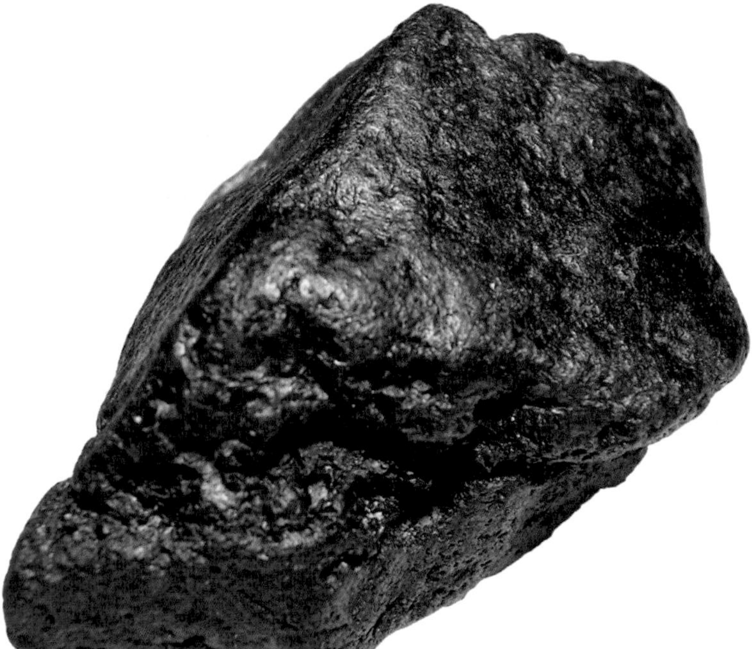

Magnétite

Couleurs : noir métallique
Composition chimique : oxyde de fer
Système cristallin : cubique
Dureté : 5,5
Chakra : Racine et zones douloureuses
Purification : eau

Comme son nom l'indique, cette pierre aimant va retirer tous les blocages pour un meilleur travail des méridiens. Comme l'hématite, elle assure un ancrage et permet d'avoir les pensées claires. Elle nous indique aussi les bonnes directions à choisir. Très efficace à porter sur les régions de douleurs articulaires.

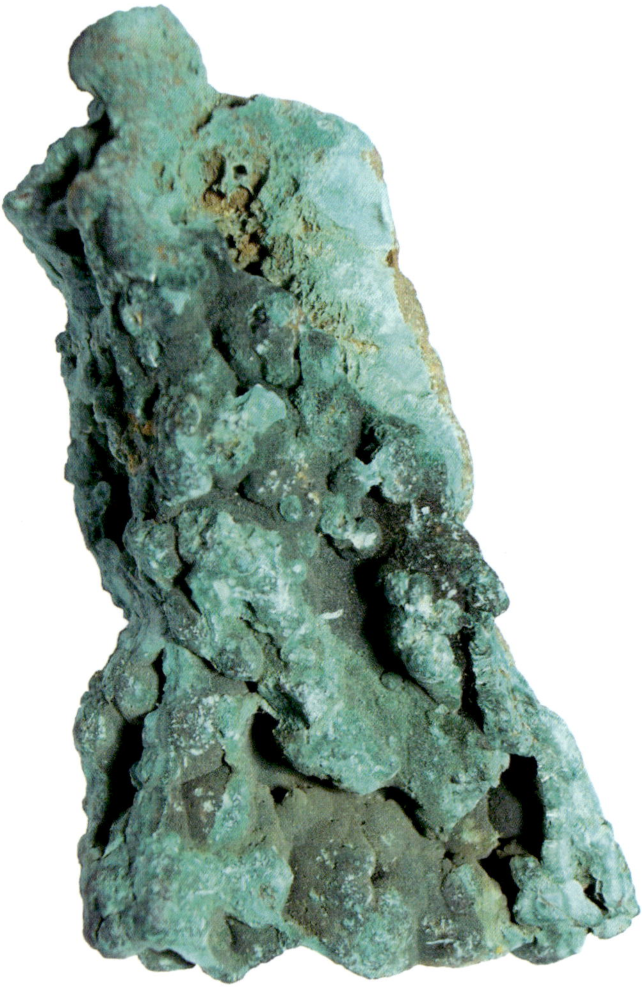

Malachite

Couleurs : vert clair au vert très foncé, veiné
Composition chimique : carbonate de cuivre
Système cristallin : monoclinique
Dureté : 3,5-4
Chakras : Plexus solaire, Cœur et zones douloureuses
Purification : eau, souvent

Une pierre (contient du cuivre) qui stimule les visions, la concentration. Le système immunitaire et la circulation en bénéficieront. Elle amplifie les énergies positives mais, attention, les négatives aussi. A porter donc quand on en sent l'envie. Contre les douleurs articulaires et les rhumatismes.

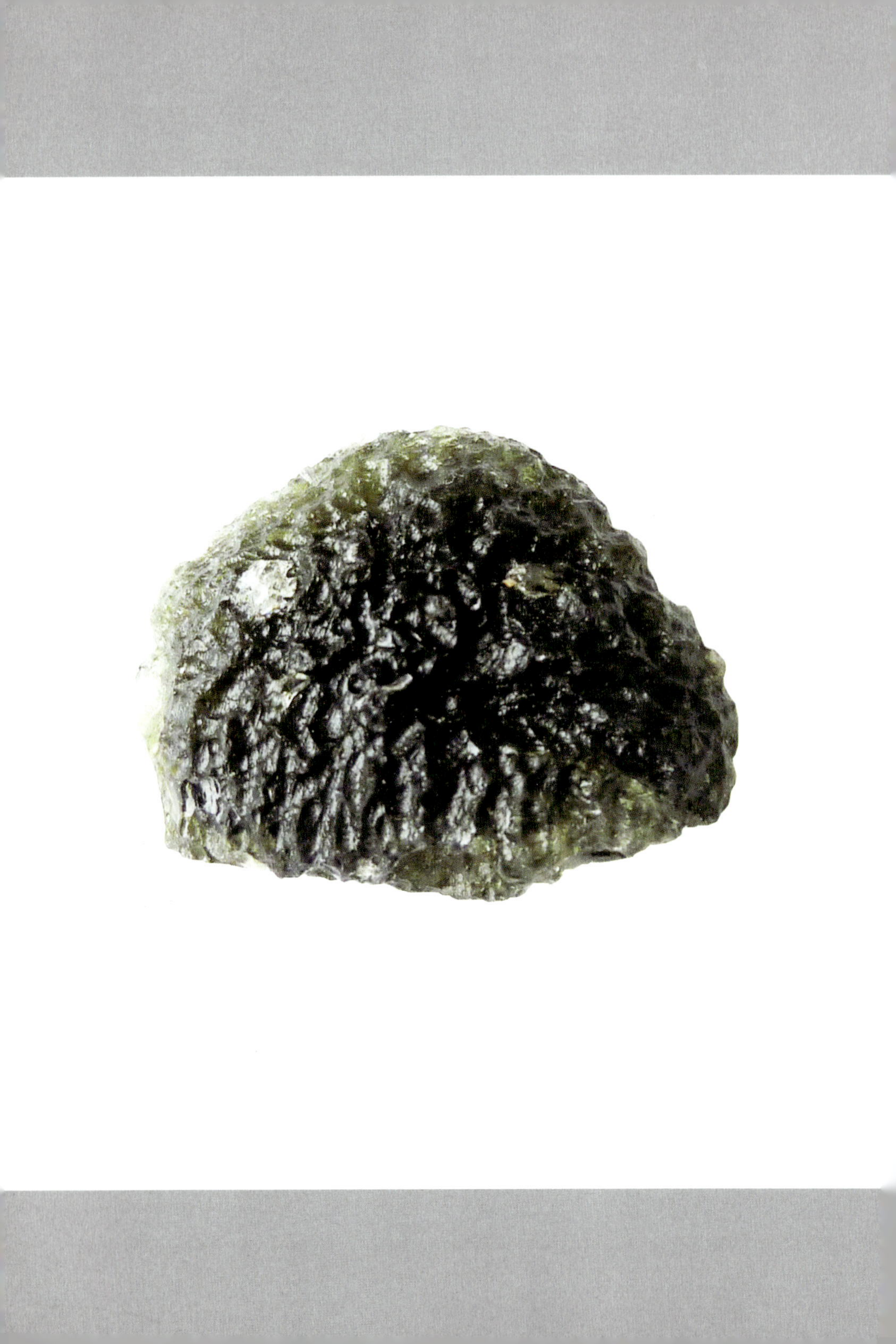

Moldavite

Couleurs : vert.
Composition chimique : silicates
Système cristallin : aucun
Dureté : 5-6
Chakras : Gorge et Plexus solaire
Origine : Moldavie, Allemagne, Bohême
Purification : eau,

Une pierre, presque gemme qui nous vient de l'impact d'un météorite découverte la première fois en Moldavie. Elle apporte des changements rapides et une connexion avec le divin en nous. D'une grande aide pour ceux ou celles qui ont de la clairvoyance ou des sensibilités extra sensorielles. Attention elle peut vous emmener dans des voyages astraux lointains et il vaut mieux avoir des pierres d'enracinement à côté. Il existe une moldavite jaune, provenant des déserts, assez rare.

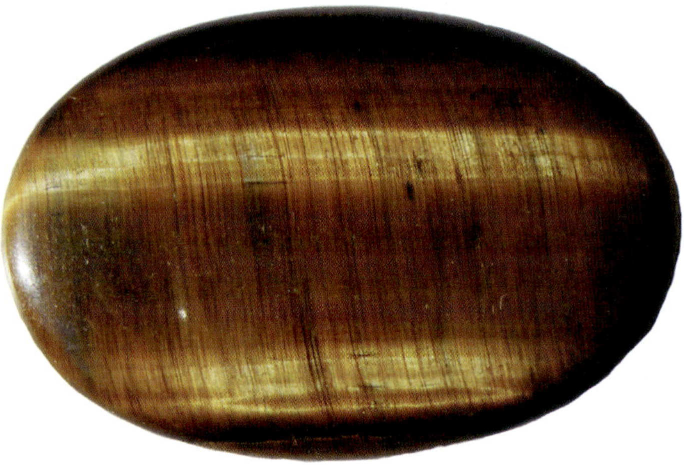

Œil-de-tigre

Couleurs : jaune d'or et brun
Composition chimique : dioxyde de silicium
Systèmes cristallins : rhomboédrique
Dureté : 7
Chakra : Racine et Plexus
Purification : eau salée

C'est la gemme de prédilection pour protéger nos endroits de vie, elle renvoie les mauvaises influences et intentions à son destinataire. Elle est conseillée pour les problèmes articulaires, plus spécialement les jambes et notamment les genoux. D'après la tradition, elle nous protège contre le mauvais œil, mais aussi contre la pauvreté. Cette gemme stimule notre volonté de vaincre.

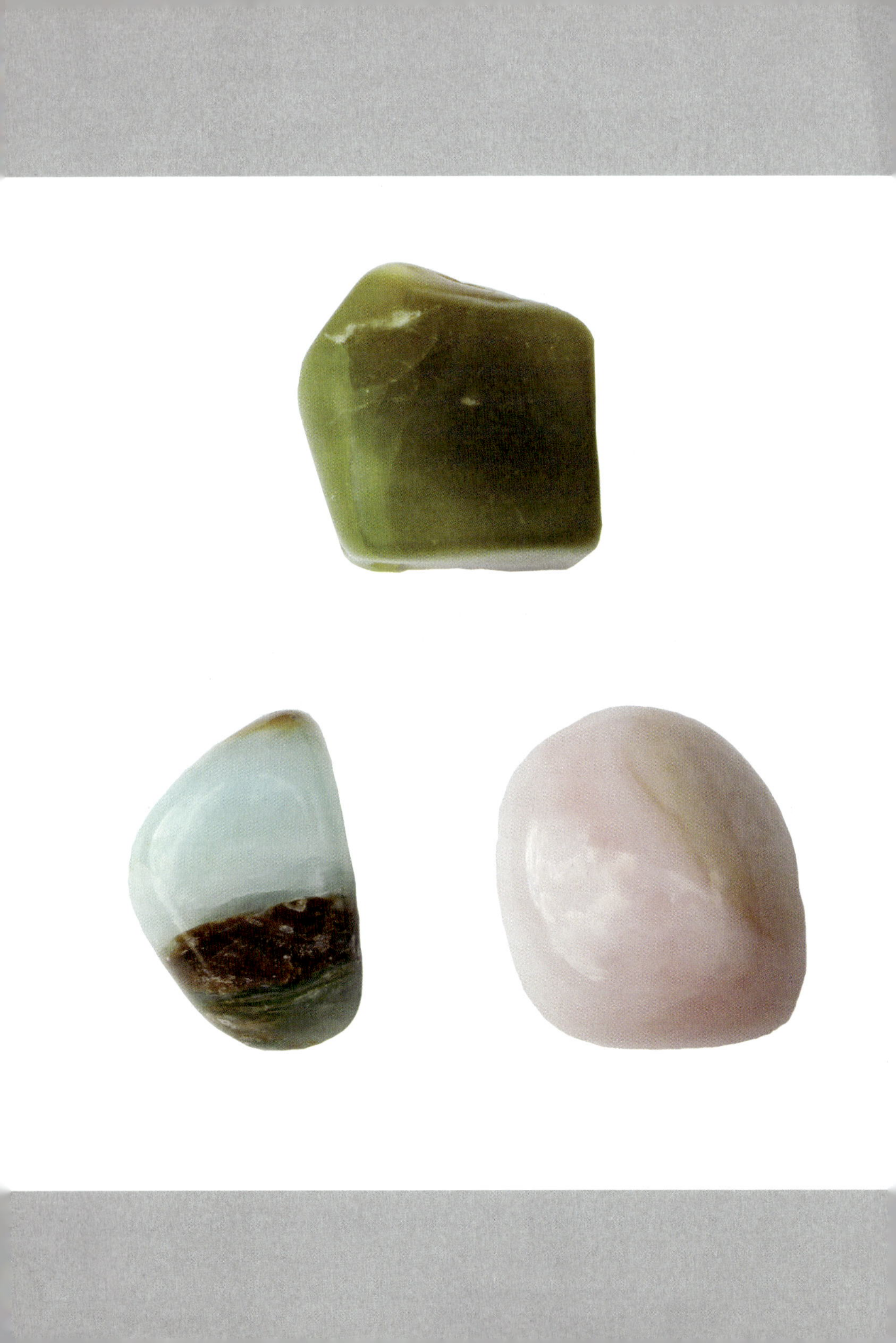

Opale

Couleurs : toutes les couleurs, en partie iridescentes
Composition chimique : dioxyde de silicium hydraté
Système cristallin : aucun
Dureté : 5
Chakra : Plexus solaire
Purification : eau salée

Elle aide les personnes ayant des dépressions profondes en association avec une gemme jaune (topaze ou citrine) ou rose (quartz rose). Elle est stimulante et donne l'envie d'avoir des projets. Elle est efficace pour les études demandant beaucoup de courage et d'attention.
Elle a un effet sur la circulation sanguine en général. C'est la gemme qui donne une très grande vitalité (opale de feu) autant sur la plan psychologique que physique.

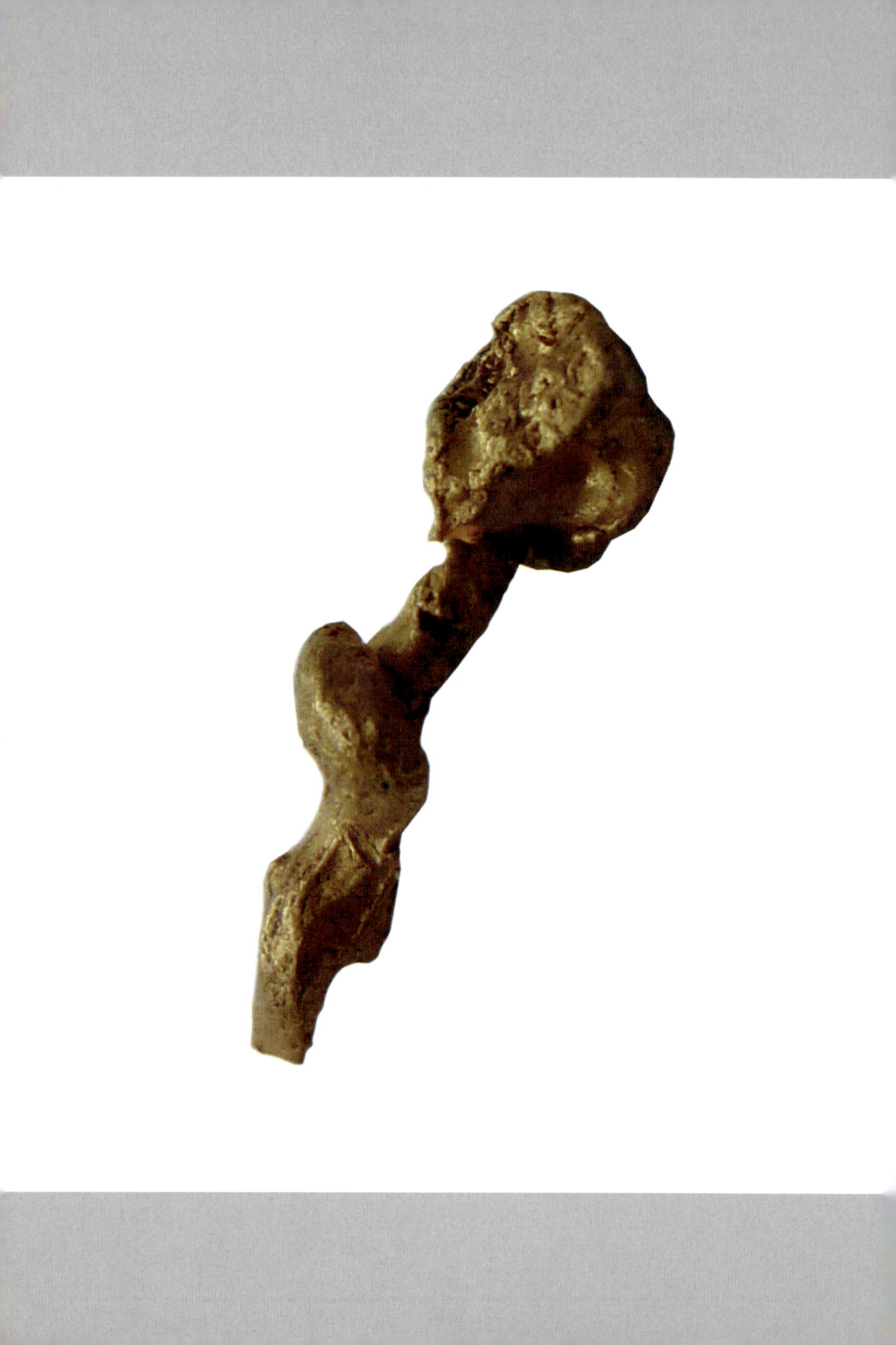

Or natif

Couleurs : jaune à jaune clair
Composition chimique : or (Au)
Système cristallin : cubique
Dureté : 3
Chakras : Plexus solaire et Troisième œil
Purification : eau salée

Conducteur électrique, excellent pour toutes choses. C'est un métal qui permet de se retrouver, chargé d'ondes positives et de l'énergie du soleil qui donne une chaleur dans ses relations. Bon pour le système nerveux et facilite la transmission des informations. Aide la digestion les maladies de cœur et régule l'équilibre des hormones.

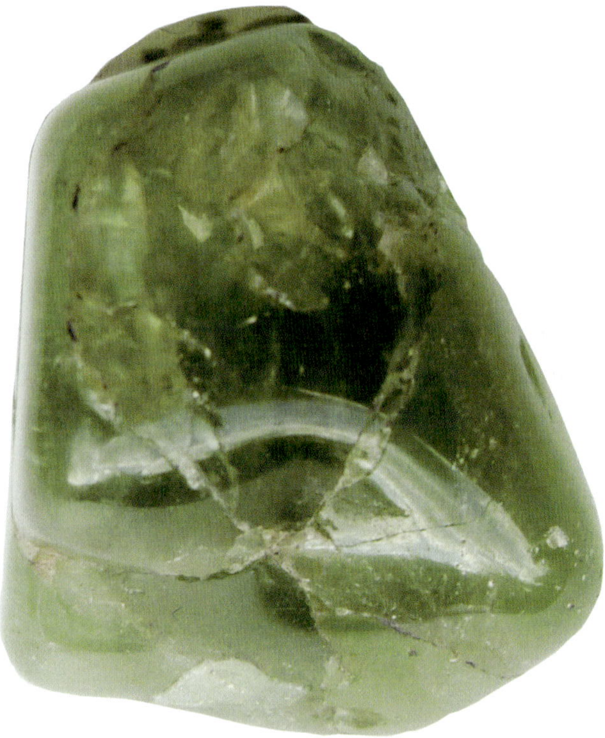

Péridot

Couleurs : vert
Composition chimique : silicate ferro-magnésien
Système cristallin : orthorhombique
Dureté : 6-7
Chakra : Plexus solaire et Troisième œil
Purification : eau salée et quartz

Pierre de la santé et de la bonne fortune, elle est excellente pour renforcer les amitiés et rendre net les questions confuses. C'est une pierre de clairvoyance aussi, à condition d'avoir l'esprit clair. Utilisées autrefois pour neutraliser les toxines et faciliter la digestion.

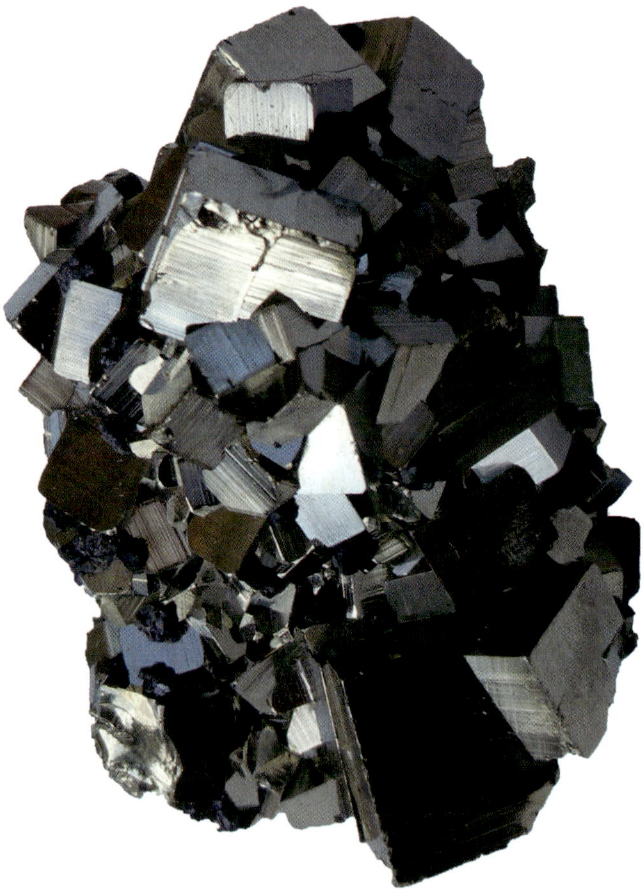

Pyrite

Couleurs : gris, éclat métallique
Composition chimique : sulfure de fer
Système cristallin : cubique
Dureté : 6
Chakra : Plexus solaire
Purification : eau, soleil

Pierre d'incarnation, qui aide à reprendre pied sur terre. Par son fer et son soufre, elle régulera la circulation et la digestion. Bonne pour tous ceux qui ont des travaux intellectuels, de création, et comme pierre de rentrage après la méditation.

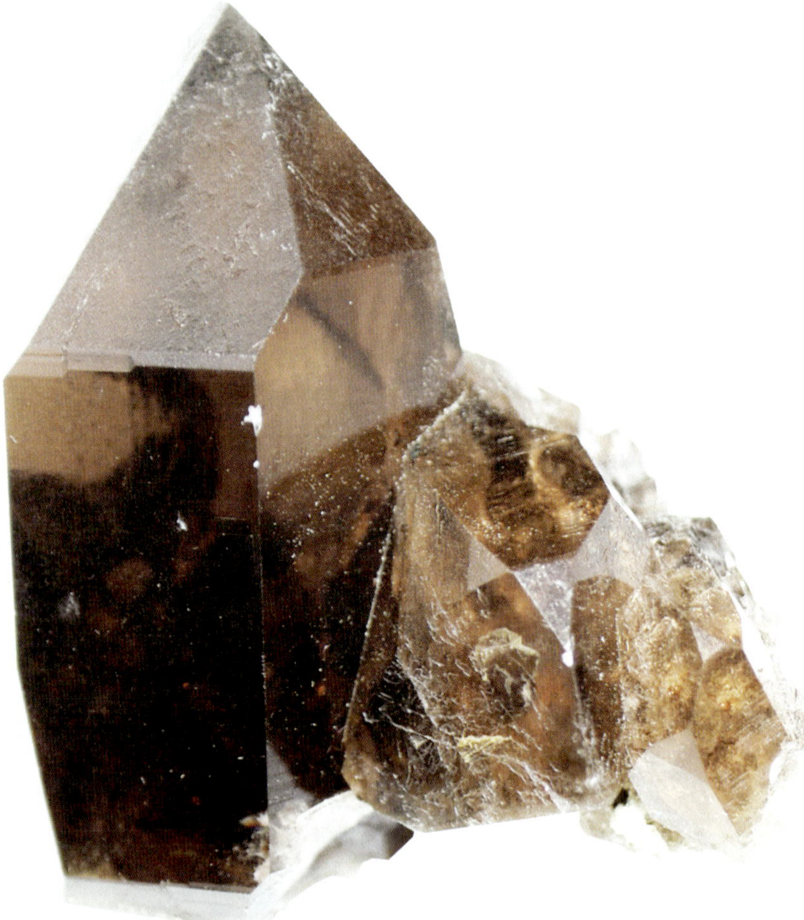

Quartz fumé (cristal de roche)

Couleurs : translucide brun, gris fumé, noir
Composition chimique : dioxyde de silicium
Système cristallin : rhomboédrique
Dureté : 7
Chakra : Racine
Purification : eau salée

Pierre de l'enracinement qui permet de mieux comprendre la nature et toutes questions environnementales. Bonne pierre pour ceux soumis à des radiations. Le système nerveux en profitera avec bénéfice. Renforce les poumons et corrige les problèmes d'asthme.
Ce minéral, chez les indiens d'Amérique était considérée comme ayant un grand pouvoir pour aider à la chasse et trouver les divinités.

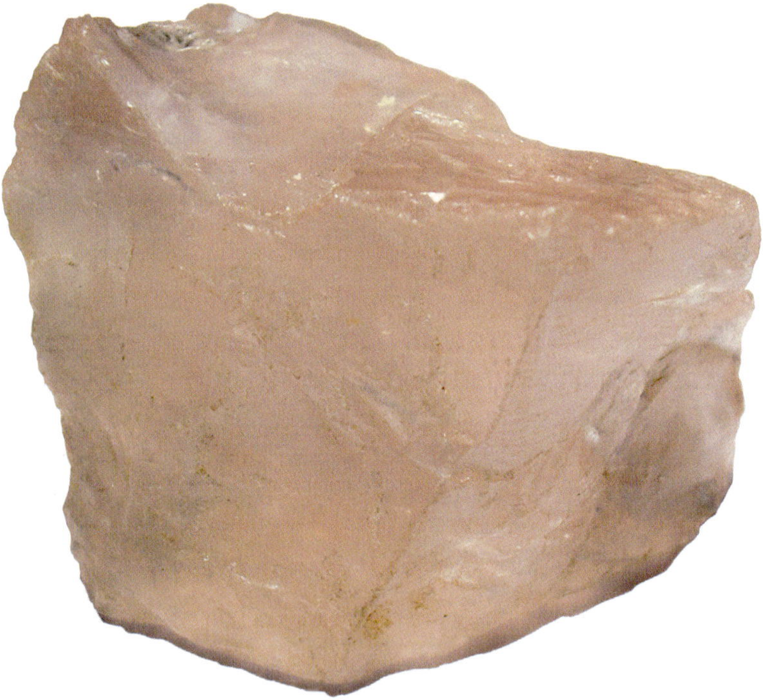

Quartz rose

Couleurs : rose vif à rose pâle
Composition chimique : dioxyde de silicium
Système cristallin : rhomboédrique
Dureté : 7
Chakra : Cœur
Purification : eau salée

C'est la sérénité, la paix, l'amour et l'abandon. Nous aide à aimer autrui comme soi-même, nous ouvre vers les autres. Corrige les traumatismes, remet l'émotionnel en place. Bonne pierre pour ceux qui se mésestiment. Allié de la ménopause et de l'andraupose. Donne une bonne diffusion de cette sérénité qui nous manque parfois et nous emmène tranquillement vers plus de bonheur.

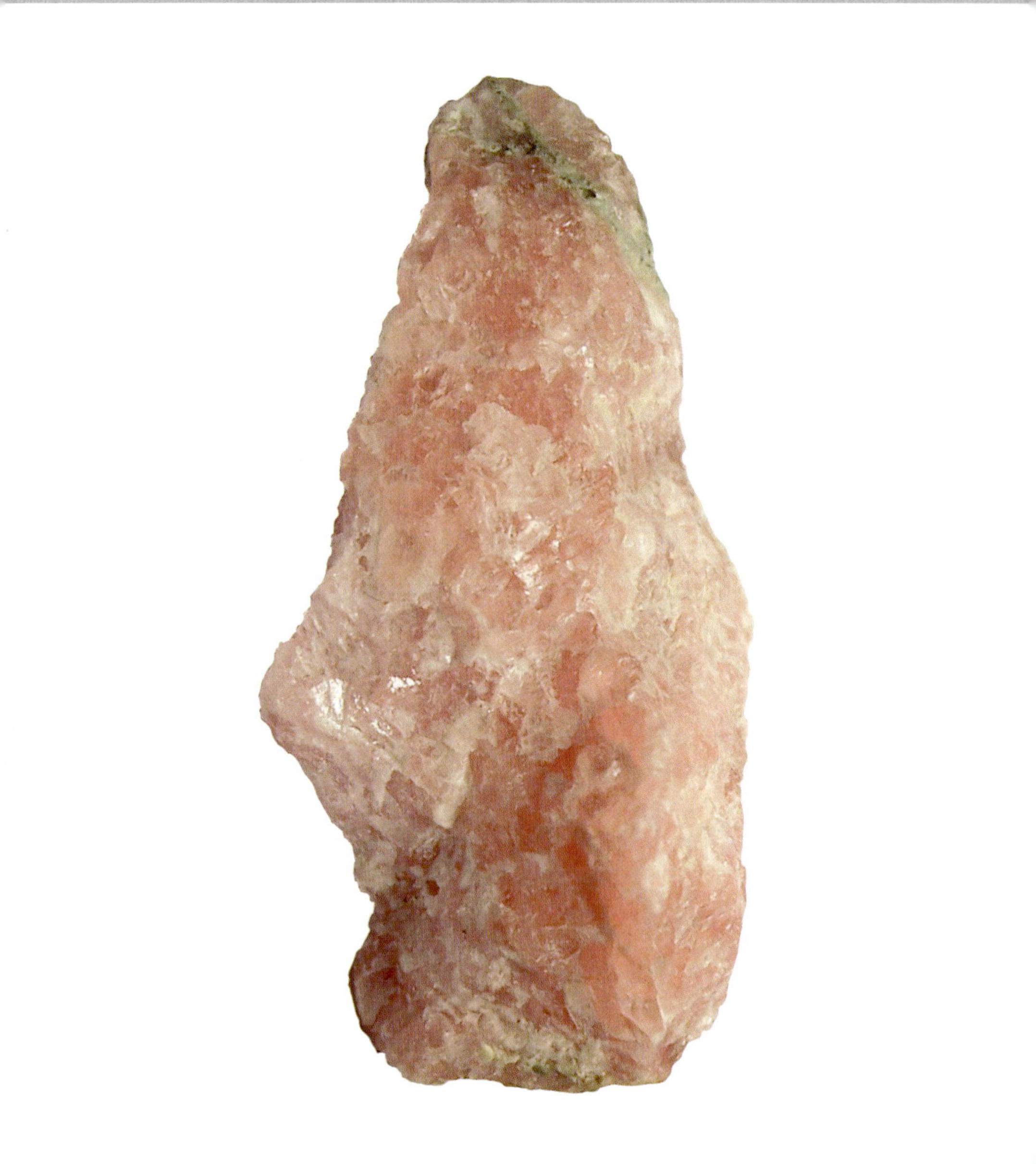

Rhodochrosite

Couleurs : rouge rose à rose pâle et blanc
Composition chimique : carbonate de manganèse
Système cristallin : rhomboédrique
Dureté : 4
Chakra : Cœur
Purification : eau

Une belle pierre d'amour, très bonne à mettre sur le chakra du cœur. Nous apprend le pardon.
Recommandée pour les questions respiratoires et arrange aussi le système circulatoire sanguin. Action calmante qui lui permet de réguler le sommeil.

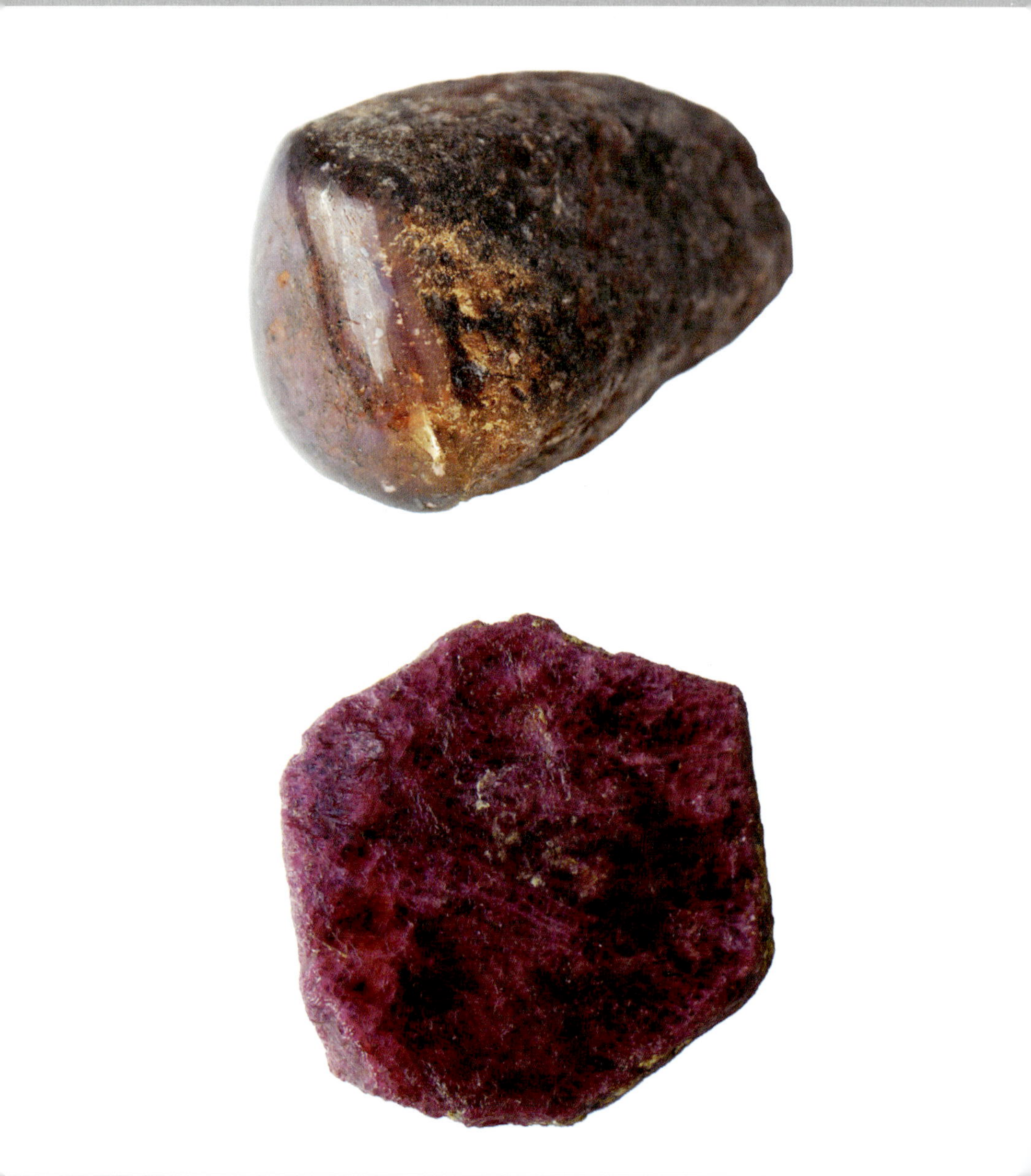

Rubis

Couleurs : rouge pâle au rouge, rouge violacé
Composition chimique : oxyde d'aluminium
Système cristallin : rhomboédrique
Dureté : 9
Chakra : Racine
Purification : eau salée et soleil

Le rubis protège (les chevaliers en portaient pour aller guerroyer), dynamise la libido et renforce la pensée. Pierre dynamisante pour le sang ; ne s'en servir qu'avec précaution pour tout traitement car très efficace et forte mais plus pour la pensée que la spiritualité.

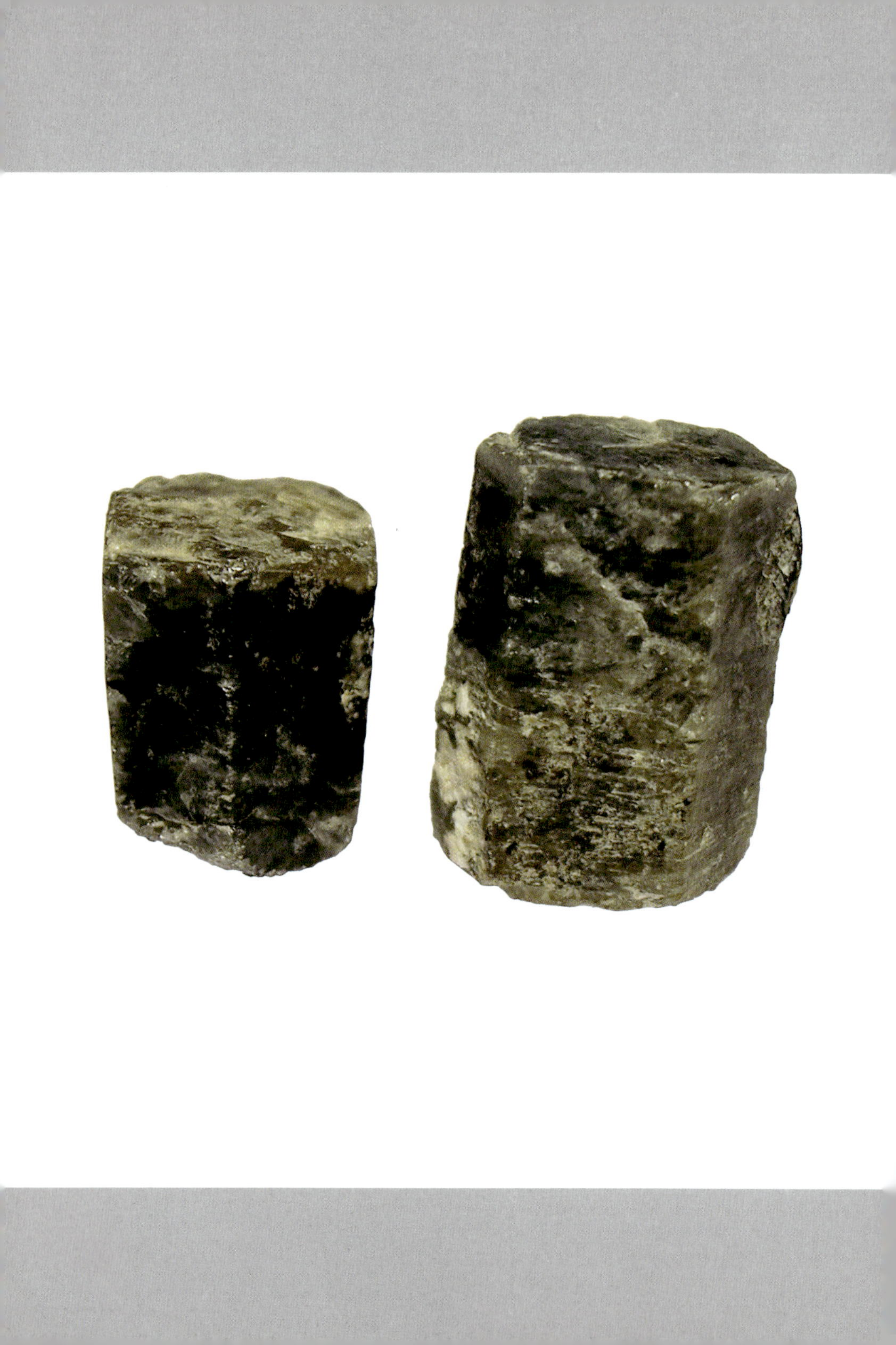

Saphir

Couleurs : bleu du pâle au bleu nuit, à jaune orangé, violet, noir
Composition chimique : oxyde d'aluminium
Système cristallin : rhomboédrique
Dureté : 9
Chakras : plusieurs types d'énergies, couleurs selon chakras
Purification : eau salée

Efficace pour tous les problèmes liés à une déficience de l'immunité naturelle. En bleu pour la spiritualité, le développement de l'intuition, la communication. Jaune, garanti des émotions apaisées. En noir, protège et permet de surmonter les difficultés.

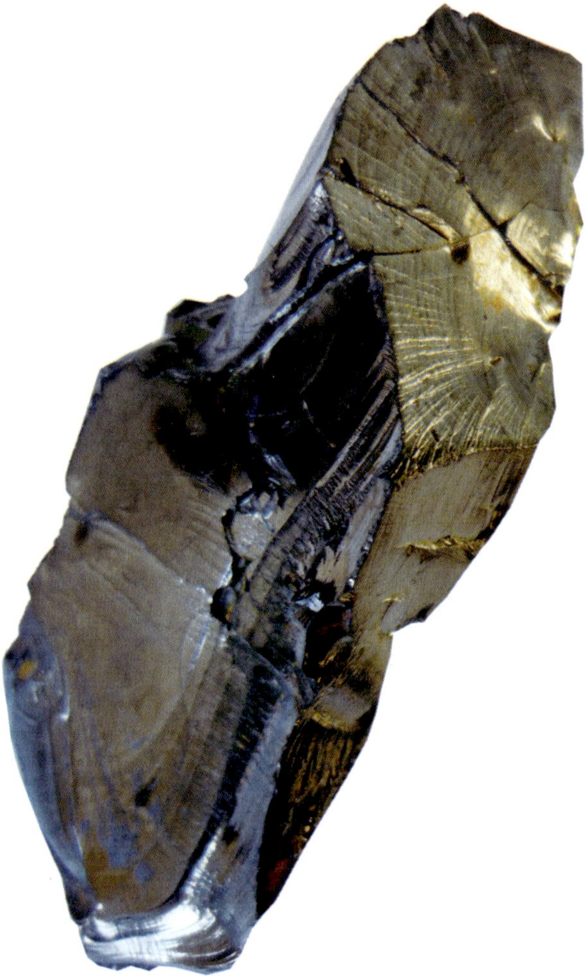

Shungite

Couleurs : noir
Composition chimique : carbone avec traces organiques
Système cristallin : indéterminé
Dureté : 7
Chakras : Tous
Purification : pas nécessaire

Connue depuis fort longtemps en Russie. Une pierre de la vie, d'une extrême puissance pour éviter toutes les ondes. Par sa composition en carbone, elle est excellente pour dynamiser et régénérer toutes nos énergies, nos défenses immunitaires et nous aider à passer sans heurts les caprices du temps.

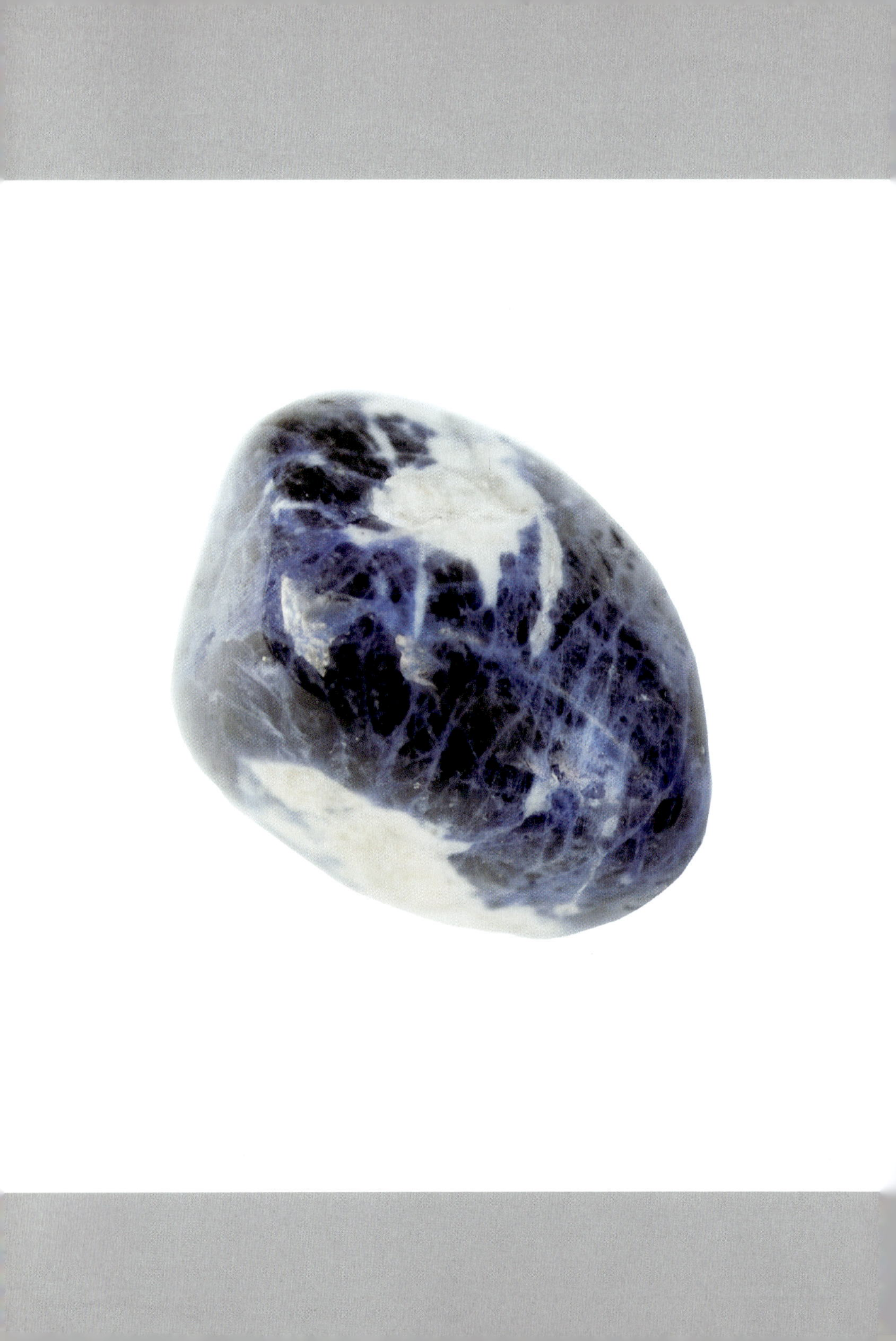

Sodalite

Couleurs : bleu soutenu au bleu nuit, avec des veines
Composition chimique : silicate d'aluminium et de sodium
Système cristallin : cubique
Dureté : 5,5
Chakras : Gorge et Troisième œil
Purification : eau salée

Apporte calme et bien-être, qui ouvre aux autres horizons, aux autres personnes. Elle sait donner de la diplomatie à ceux qui la portent et elle réglera les excès des personnes ultra sensibles. C'est une pierre qui surprendra par les évolutions qu'elle donne à son propriétaire. Recommandée pour soigner les infections et notamment les mauvaises circulations dans les sinus ou les bronches.

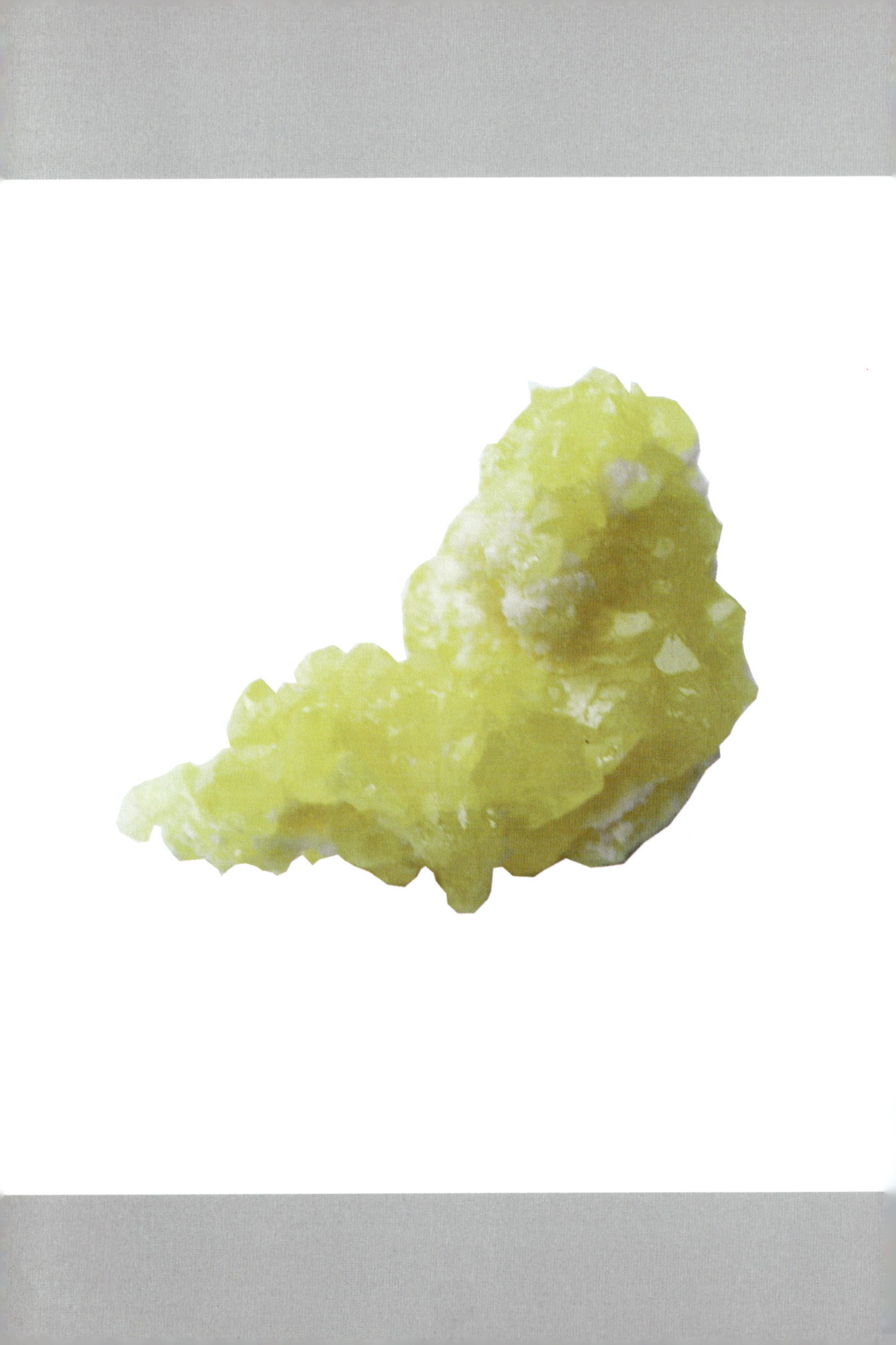

Soufre

Couleurs : jaune clair à jaune foncé
Composition chimique : soufre (S)
Système cristallin : orthorhombique
Dureté : 1,5
Chakras : Plexus solaire
Purification : eau

Traditionnellement employée, et depuis fort longtemps, pour soigner, purifier les plaies, faire reprendre à la peau sa souplesse et ses forces. Elle purifie aussi le sang. Elle améliore bien assimilation et digestion quand on en prend à travers l'ail ou l'oignon.
Mais ne jamais ingérer à l'état pur mais seulement métabolisée dans les aliments. C'est un détoxiquant formidable qui passe par la peau.

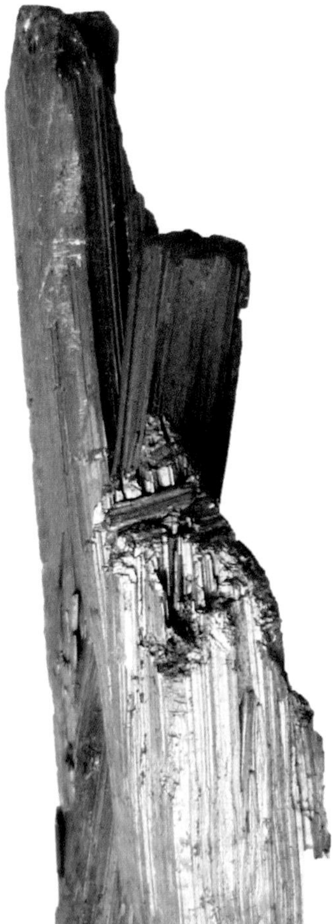

Stibine

Couleurs : gris clair à gris foncé
Composition chimique : sulfure d'antimoine
Système cristallin : orthorhombique
Dureté : 2
Chakras : aucun
Purification : quartz

C'est la baguette du magicien, à n'utiliser qu'avec d'infinies précautions car d'une grande puissance. Il suffira de pointer les zones douloureuses avec cette baguette. En outre, vu sa composition, on prendra soin de se laver les mains après usage.

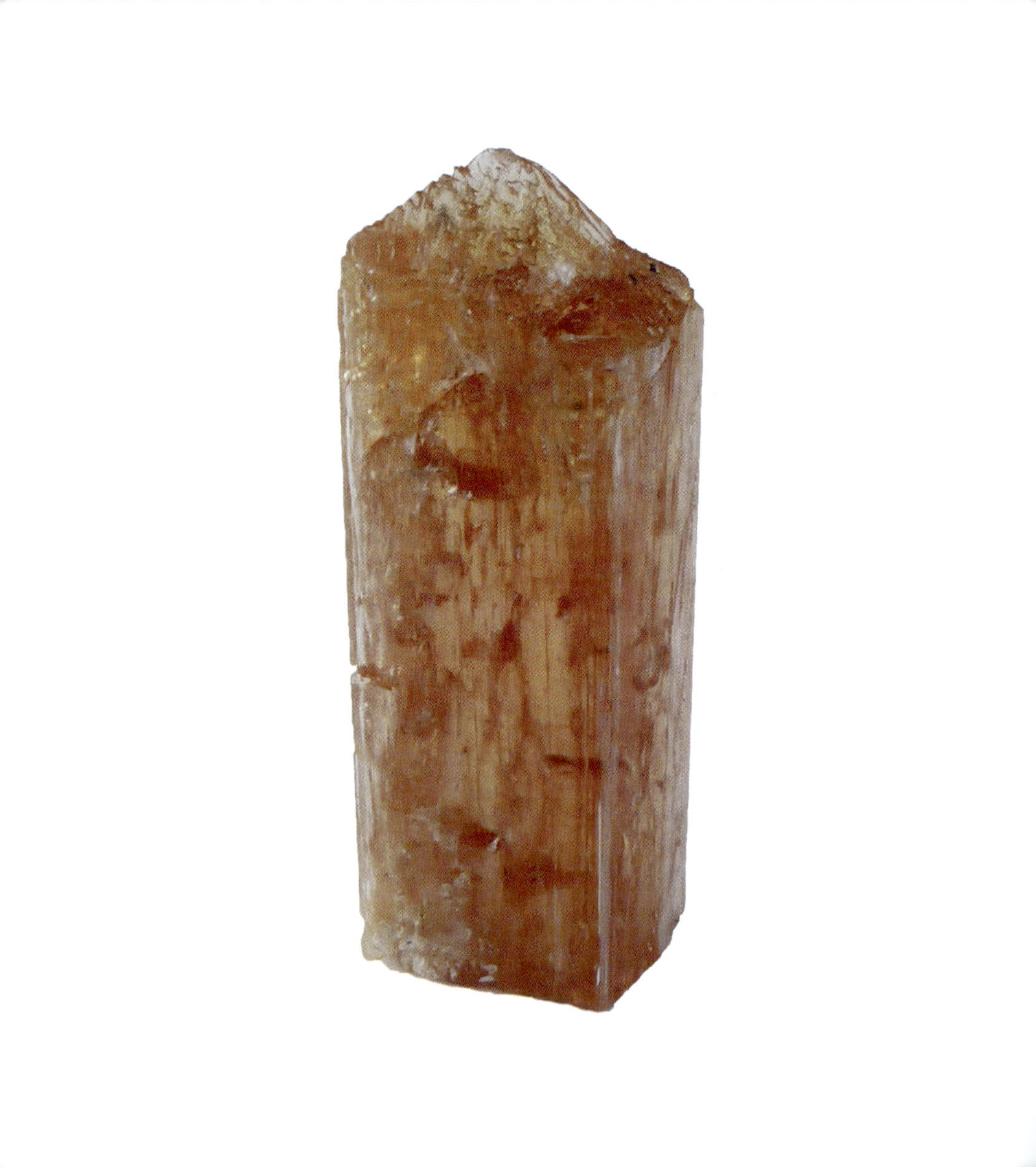

Topaze

Couleurs : incolore, jaune à brun, bleu, rose
Composition chimique : fluosilicate d'aluminium
Système cristallin : orthorhombique
Dureté : 8
Chakras : tous
Purification : quartz

Pierre de l'amour vrai, facilite la compréhension, la compassion et l'empathie. Elle ouvre davantage le chakra du cœur et protège des peines. Équilibre la tension nerveuse. Donne une bonne énergie, dynamise et accélère la circulation sanguine. La topaze impériale est stimulante pour l'esprit, la rose fait reprendre son chemin un moment perdu.

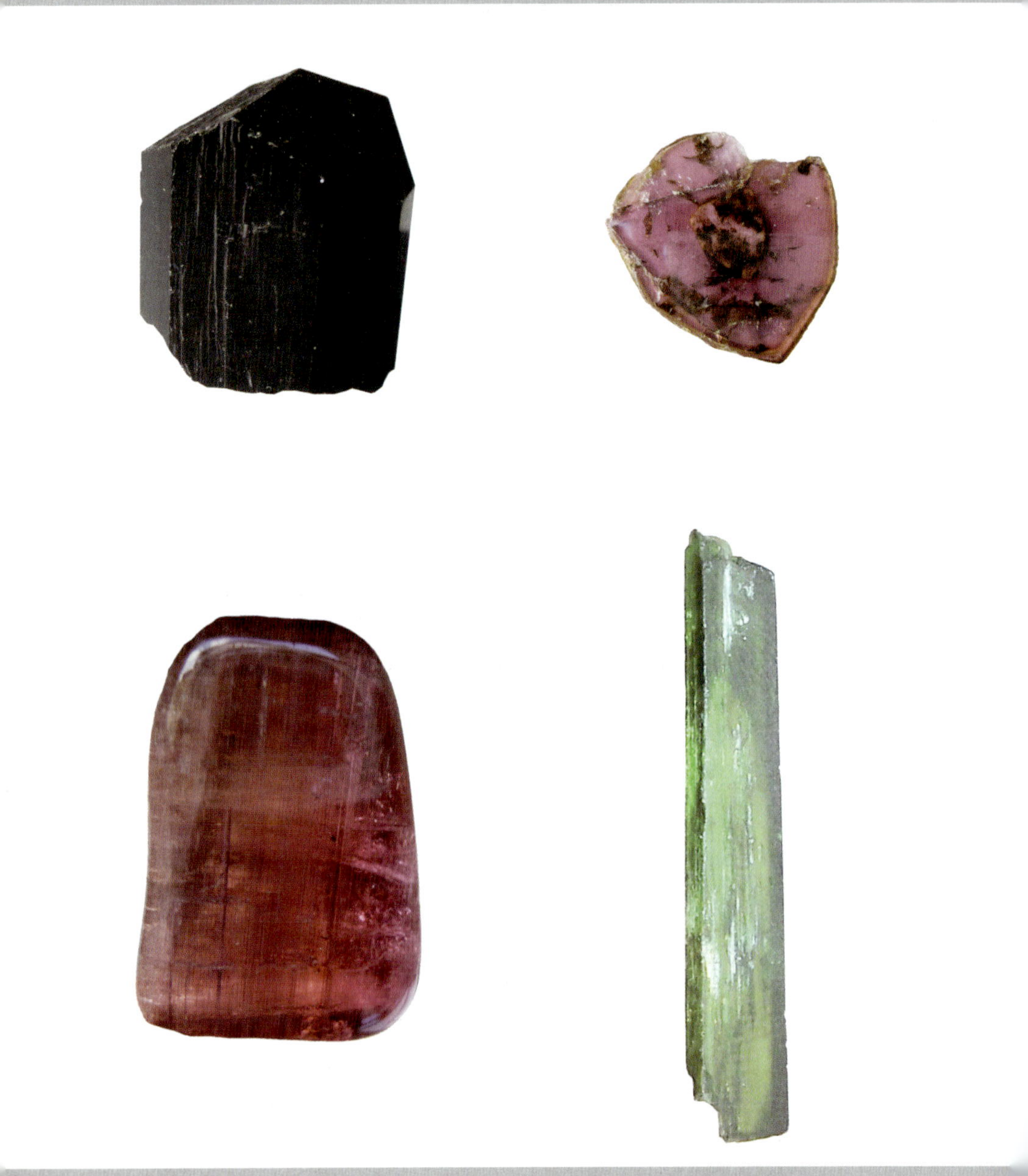

Tourmaline

Couleurs : toutes les couleurs et noire
Composition chimique : très variable selon les cœurs : aluminium, lithium, potassium, sodium, fer, magnésium, calcium.
Système cristallin : trigonal
Dureté : 7
Chakras : Racine
Purification : quartz

En noir, (le schorl) c'est une des pierres de base de la lithothérapie. Elle aide à l'enracinement et protège des ondes négatives ; ce qui la rend utile posée dans la maison près de télévision, téléphone, etc. Lorsqu'elle a des couleurs claires, elle aide l'immunisation du corps et détoxifie complètement. En brun, alors appelée dravite, elle protège des effets du mauvais karma, elle nettoie les auras et rétablit l'équilibre des chakras. En vert, elle excellente pour aider les créateurs, protège le système nerveux. En rose, appelée rubellite, elle apporte amour et compassion, guérit des peines de cœur. En rouge (rubellite) elle apporte courage et passion et entraîne vers un détachement de ses propres peines. Multicolore, ou tourmaline melon d'eau, c'est amour, passion, harmonisation de nos systèmes de défenses, combat les fatigues chroniques.

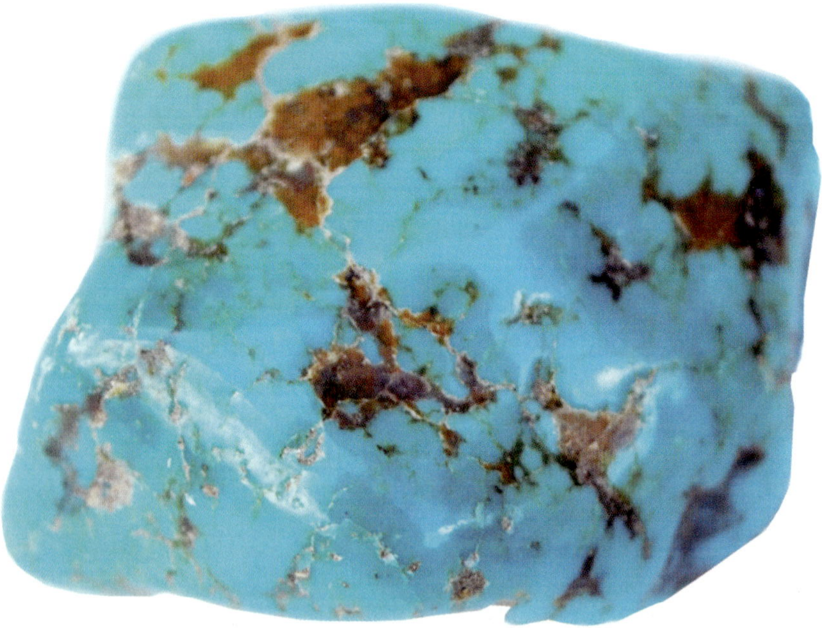

Turquoise

Couleurs : bleu ciel, bleu-vert, souvent veinée
Composition chimique : phosphate d'aluminium et de cuivre
Système cristallin : triclinique
Dureté : 5-6
Chakras : Gorge et Troisième œil
Purification : eau ou quartz

Une des très bonnes pierres et très connue des lithothérapeutes. Pierre de protection et de communication.
C'est une des plus anciennes pierres utilisée pour la protection, contre l'œil du diable et on la connaît pour apporter vérité et sagesse. Sur le chakra de la gorge, pour la communication et la relation entre Cœur et esprit. Elle régule l'énergie vitale et aide aux relations sur un même plan avec autrui.
Elle protège des effets de l'alcool, des pollutions électromagnétiques et des radiations, détoxifie le corps, comme l'améthyste.

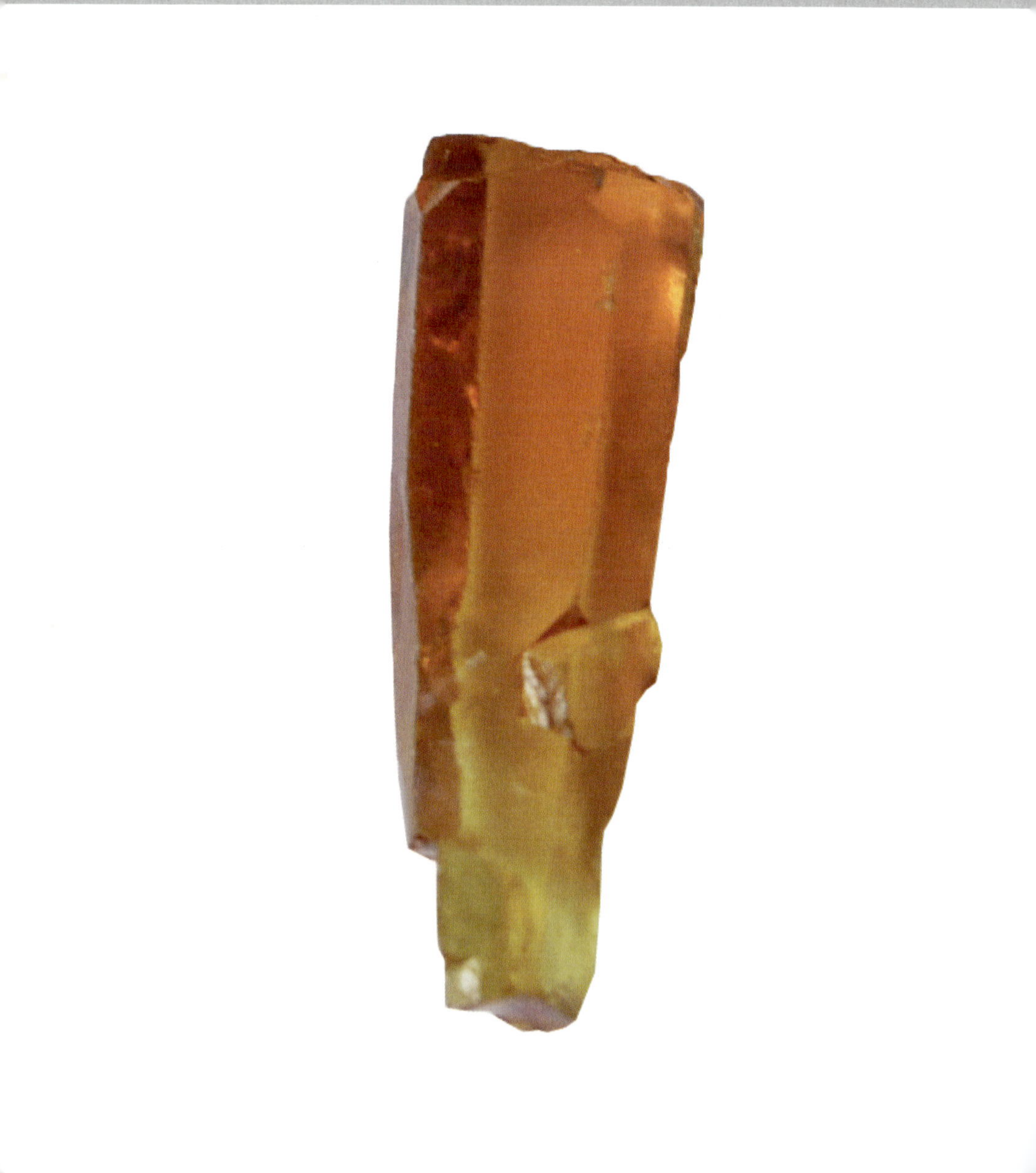

Zincite

Couleurs : jaune, orangé, brun
Composition chimique : oxyde de zinc
Système cristallin : hexagonal
Dureté : 5
Chakras : Racine
Purification : eau salée

Pierre superbe qui redonnera de la libido, améliorera en grande partie la circulation sanguine. Donnera une énergie physique plus grande.

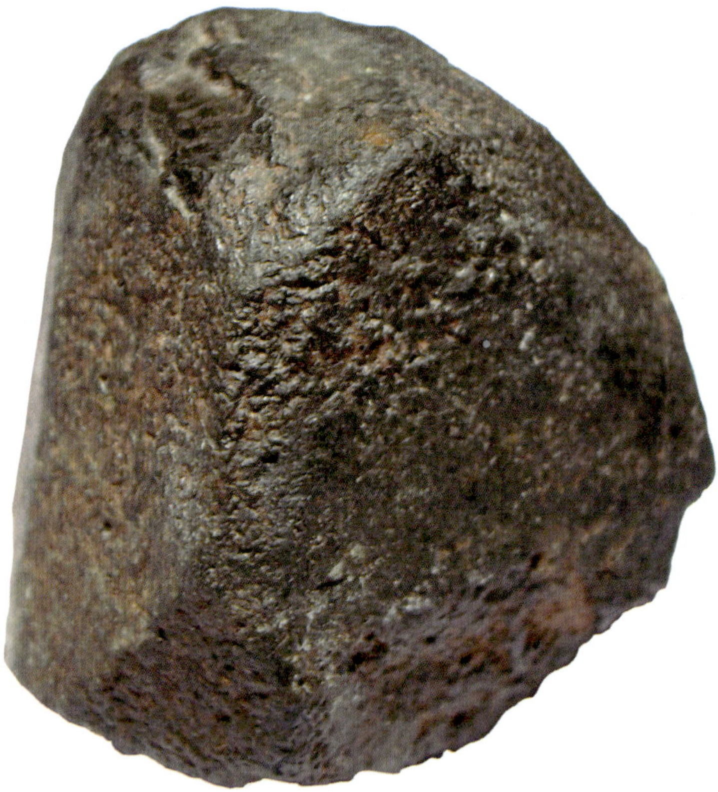

Zircon

Couleurs : vert foncé, marron, bleu foncé
Composition chimique : silicate de zirconium
Système cristallin : quadratique
Dureté : 7
Chakras : Racine et Sacré
Purification : eau salée

Pierre à manier avec précautions. Régénère les corps et notamment les cellules, augmente la libido.
Idéal compagnon lors d'une retraite spirituelle pour connecter son âme.

Acnée	aventurine
Addiction alccol	améthyste
Addiction sexe	améthyste
Andropause	quartz rose
Anémie	hématite
Arthrisme	cuivre, magnétite, malachite, œil de tigre
Asthme	quartz fumé
Calme	ambre, calcite
Cauchemards	agate
Chance	aventurine
Circulation sanguine	améthyste, grenat, kunzite, opale, pyrite, rubis
Circulation sanguine	calcédoine, chrysoprase, soufre, topaze, zincite
Clairvoyance	moldavite
Confiance en soi	chrysoprase, turquoise
Décalcification	apatite
Dépression	apatite, citrine
Détoxification sang	jade néphrite, soufre, turquoise
Emotions régulées	calcédoine
Enthousiasme	cornaline
Estomac	agate
Fatigue chronique	apatite, tourmaline
Foie	agate, améthyste, amétrine, aventurine, chalcopyrite
Infections	chalcopyrite
Libido	grenat, rubis, zincite
Lymphe	améthyste
Maux de dents	ambre
Méditation	diamant, émeraude, pyrite
Ménopause	quartz rose
Pardon	chrysocolle
Protection	grenat, hématite, jade néphrite, kunzite, labradorite, œil de tigre, saphir, shungite, topaze, tourmaline, turquoise
Reins	amazonite
Sensibilité	sodalite
Sérénité	lapis-lazuli
Sommeil	rhodochrosite
Stress	émeraude
Système digestif	amazonite, citrine, péridot, soufre
Système immunitaire	aigue-marine, labradorite, malachite, saphir, shungite
Système nerveux	or, quartz fumé, tourmaline
Système respiratoire	rhodochrosite, sodalite
Travaux intellectuels	citrine, fluorite, opale, topaze
Vessie	amazonite
Voyages spirituels	cordiérite, zircon
Zones douloureuses	stibine

Aux Editions Ambre

LA SHUNGITE ÉNERGIE DE VIE

Regina Martino

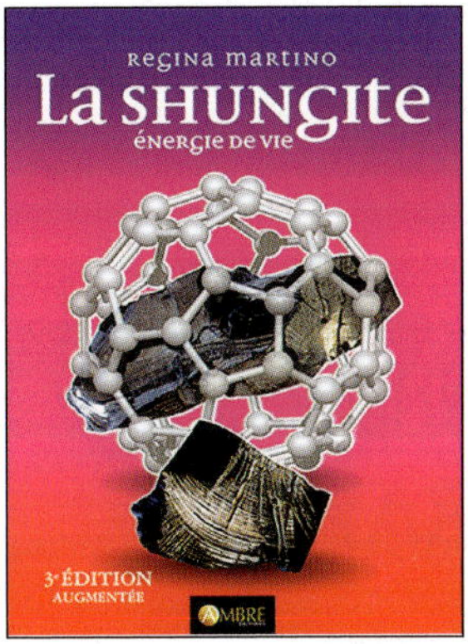

La shungite, est une roche constituée il y a plus de deux milliards d'années à partir d'organismes vivants unicellulaires.. Comment des fullerènes, ces molécules sphériques de carbone, découvertes d'abord dans l'espace interstellaire sont présentes dans la shungite ? Dans le domaine de la lithothérapie, la shungite se révèle une pierre fondamentale par ses propriétés :

- Neutraliser l'impact des rayonnements électromagnétiques,
- Stimuler le premier chakra, porte d'accès de l'énergie vitale,
- Densifier le champ vital,
- Aider le corps énergétique à corriger instantanément les influences déséquilibrantes.

LA VOIE DES PIERRES ET DES CRISTAUX

Regina Martino

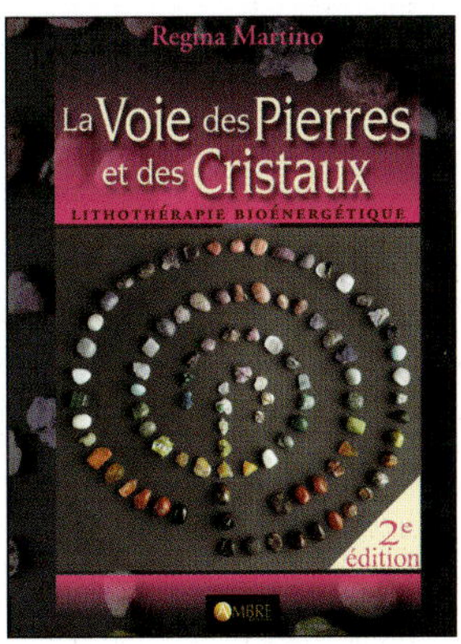

Ce livre a pour vocation de permettre à chacun d'évoluer librement sur la « voie des pierres et des cristaux » en utilisant des techniques bioénergétiques simples pour mettre en résonance le corps énergétique avec les fréquences du monde minéral. Ce livre propose de découvrir :

-Comment les pierres et les cristaux agissent sur le système bioénergétique

-Comment choisir une pierre ou un cristal pour un travail personnel

-Un dictionnaire organisé selon la résonance des pierres et cristaux avec les 7 chakras principaux

-176 pierres et cristaux sous forme de fiches, détaillant chaque pierre avec son histoire, son aspect, sa signature vibratoire, ses effets bioénergétiques et des conseils spécifiques.

DICTIONNAIRE DE LA LITHOTHÉRAPIE

Reynald Georges Boschiero

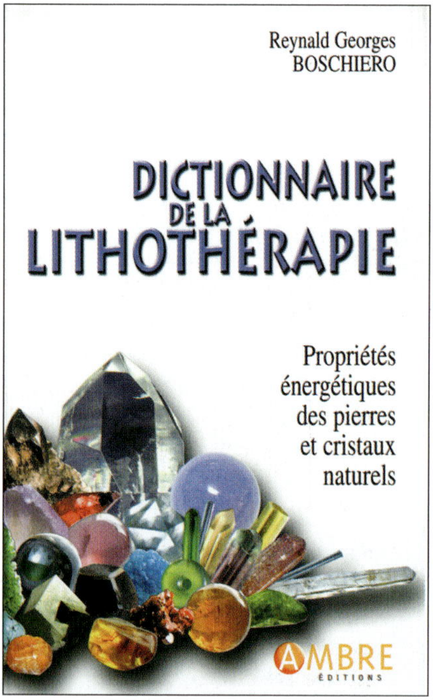

Dès 1992, le Dictionnaire des pierres utilisées en lithothérapie s'est imposé comme l'ouvrage de référence.
Profondément mis à jour en 1999, il se perfectionne encore dans cette nouvelle édition totalement remaniée. Avec une quinzaine de nouvelles espèces étudiées, il regroupe désormais plus de 250 pierres et cristaux de soins. Les propriétés de chacune des pierres ont été complétées et réorganisées dans une présentation plus claire et plus méthodique.
L'iconographie (de plus de 700 images) est exceptionnelle. Chaque pierre est présentée dans les différents aspects qu'elle peut revêtir : cristal naturel libre, pierre polie, pierre facettée, etc. Cela permet de bien identifier les pierres lors de vos achats. Le "Guide d'Achats" a aussi été revu et complété : il vous conseille désormais sur les pierres de soins que vous devrez acquérir progressivement en fonction des utilisations que vous en ferez, que vous soyez un simple amateur, un passionné averti, ou un professionnel compétent.

ISBN 978-2-940430-03-1
format 16 x 24 - 448 pages,
tout couleur - cartonné

DICTIONNAIRE DE LITHOTHÉRAPIE DU VOYAGEUR

Reynald G. Boschiero

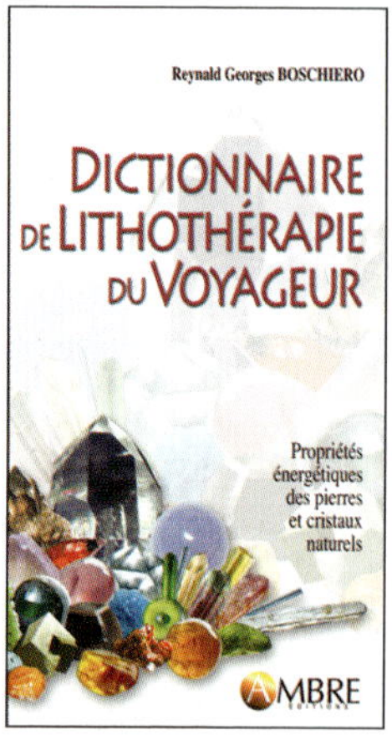

Après la version exhaustive et luxueuse du Dictionnaire de la lithothérapie voici ENFIN l'indispensable version du voyageur pour aller visiter magasins ou bourses aux minéraux avec toutes les connaissances de base essentielles.
Adapté au globe-trotteur il vous donne :
- Le guide d'achat
- Les photographies (au naturel, polie, facettée) et les propriétés de plus de 300 pierres
- Les pierres par chakra
- Les pierres par signe astrologique
- Les noces minérales

Un ouvrage destiné à ceux qui veulent garder sous la main les principales informations du Dictionnaire de la lithothérapie lors de leurs déplacements ou à toute personne qui souhaite connaître les propriétés des principales pierres sans avoir recours à un ouvrage plus lourd.

ISBN 978-2-940430-18-5
broché, format 12 x 21,7
240 pages

GUIDE PRATIQUE DE LA LITHOTHÉRAPIE ÉNERGÉTICIENNE

Reynald Georges Boschiero

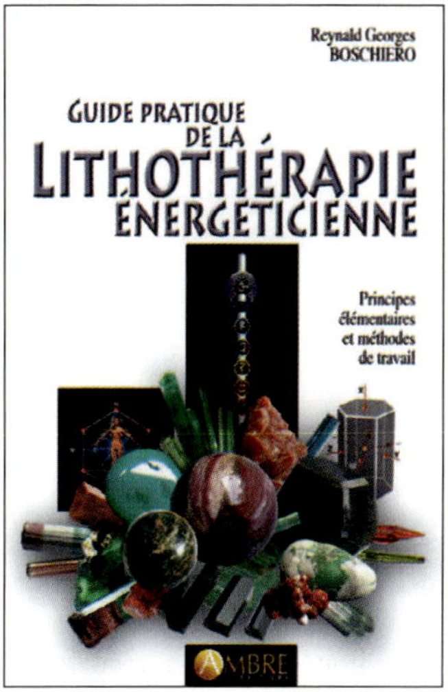

Complément indispensable du Dictionnaire de la lithothérapie, ce Guide pratique de la lithothérapie énergéticienne explique méthodiquement les principes qui permettent d'accéder aux énergies subtiles des cristaux.

· L'introduction donne les indispensables principes éthiques dans la nébuleuse des médecines parallèles.

· Un historique détaillé retrace les relations du monde minéral au monde vivant.

· Les outils de la lithothérapie sont décrits avec une grande rigueur et leurs fonctions sont expliquées.

· Il est démontré comment la lithothérapie intègre les connaissances scientifiques en physique et en chimie.

· Le système énergétique du corps humain (aura, chakras) est présenté avec rigueur et précision dans ses rapports avec les énergies cristallines.

· La symbolique des couleurs est prise en compte pour appuyer les thèses de la chromothérapie appliquées aux pierres.

· Les structures cristallines des pierres sont étudiées et leur capacité à générer des ondes de forme expliquée.

ISBN 978-2-940430-25-3
format 16 x 24 - 320 pages

GUIDE DES ELIXIRS DE CRISTAUX

Ange-Jacques Séno et Sylvie Crochet

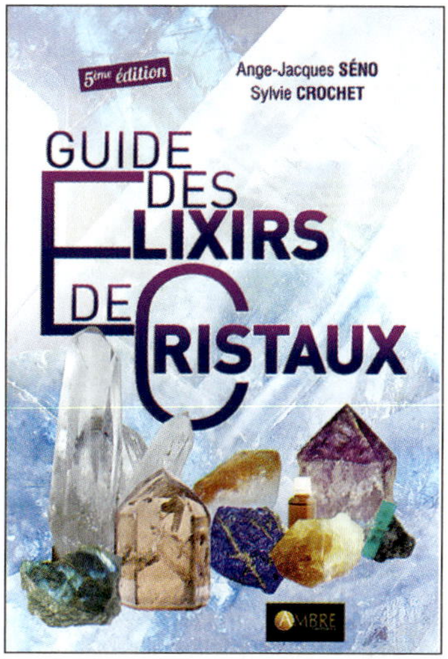

Dans les plus grandes civilisations anciennes, Inde et Chine, de nombreux textes attribuaient déjà aux énergies cristallines des propriétés thérapeutiques. Apparaissent alors les élixirs et les huiles de cristaux pour renforcer le système énergétique, apaiser les maux physiques et psychologiques. Ainsi naquit la lithothérapie !

La thérapie par les élixirs et les huiles de cristaux a été mise au point sur les bases holistiques de l'Ayurvéda et de L'Énergétique Chinoise, ainsi chacun selon son approche trouvera des solutions efficaces pour harmoniser les différents «points» d'énergie employées par ces deux traditions.

Le guide des élixirs de cristaux traite tout particulièrement de l'usage de 25 élixirs de cristaux qui ont fait la preuve de leur efficacité et de 7 huiles de cristaux spécialement élaborées pour les chakras et les méridiens. Gérer son capital santé est l'affaire de tous. Les élixirs et les huiles de cristaux sont des substances vibratoires qui agissent en tant que catalyseurs du bien-être physique et du mental.

ISBN 978-2-84639-084-2
format 16 x 24,
256 pages, 30 documents
en couleur, broché

CHAKRAS, HARMONISATION AVEC LES CRISTAUX

Reynald Georges Boschiero

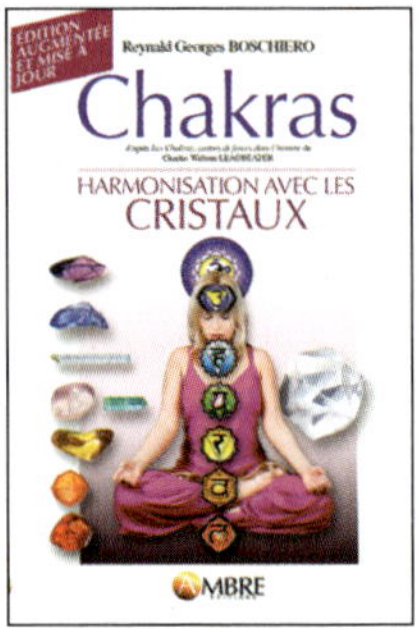

Ce nouveau livre lui permet de dresser un parallèle entre les thèses théosophiques de Leadbeater et les connaissances scientifiques les plus contemporaines pour mieux nous aider à comprendre les phénomènes énergétiques. Ces principes se pratiquent avec une réussite que notre médecine occidentale et allopathique devrait lui envier. La seconde partie vous aidera à mettre en pratique vos connaissances en vous guidant pas à pas.

PIERRES DE PROTECTION

Reynald Georges Boschiero

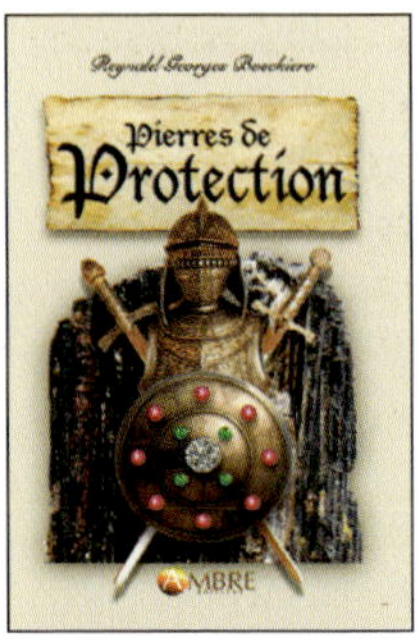

Spécialiste incontesté des pierres de soins, l'auteur nous invite à découvrir les pierres de protection :

Protections au quotidien
Protections du corps physique
Protections psychologiques
Protections dans l'environnement social
Protections de l'habitat
Protections en méditation
Protections dans les rituels magiques.

BIOCHIMIE DES MINÉRAUX

Reynald Georges Boschiero

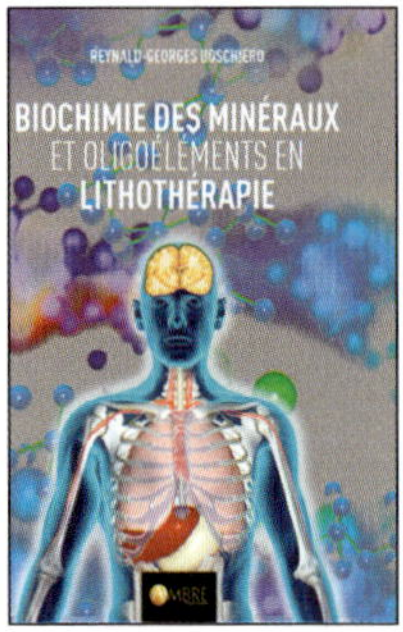

Cet ouvrage est destiné à recadrer le débat sur des fondamentaux. Il vous explique simplement comment les composés chimiques des minéraux agissent sur les processus métaboliques de notre corps pour le maintenir en bonne santé.
Dans cet ouvrage les descriptifs de vingt-huit oligoéléments importants qui sont présents dans les minéraux, leurs effets sur l'organisme et les pierres que vous pouvez utiliser en lithothérapie pour bénéficier de leurs bienfaits, le tout abondamment illustré par des images de qualité.

PIERRES DE COULEUR EN LITHOTHÉRAPIE

Reynald Georges Boschiero

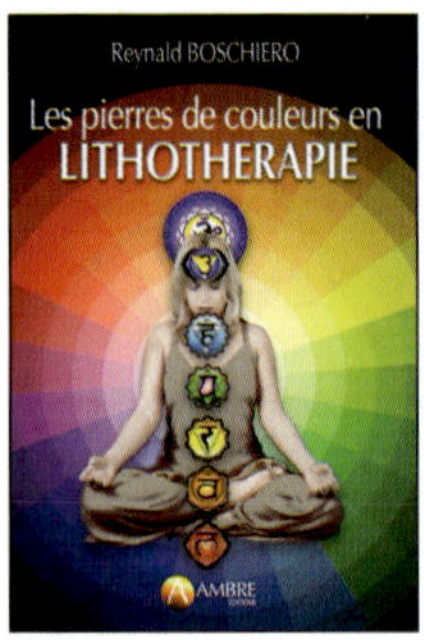

L'auteur nous sensibilise aux effets induits par les couleurs sur nos organismes et sur nos comportements. La couleur des pierres est un des éléments fondamentaux dans le choix des pierres de soins.
Vous trouverez dans cet ouvrage les méthodes de soins en lithothérapie avec schémas explicatifs clairs et précis.

DICTIONNAIRE THÉRAPEUTIQUE DES MINÉRAUX

Louis Adamant

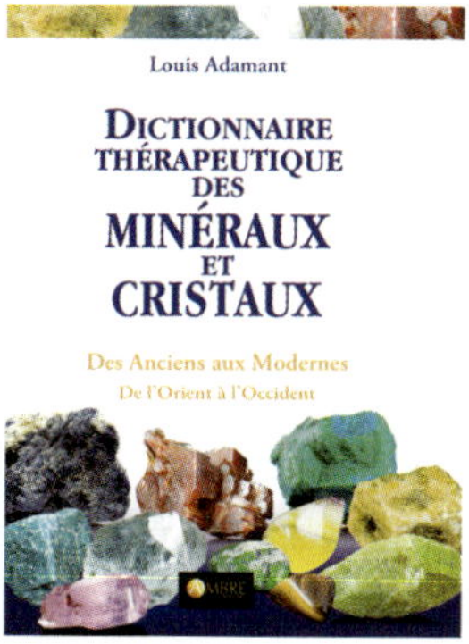

Ce Dictionnaire de lithothérapie a pour objectif de rassembler les informations sur les pierres et les cristaux en puisant à toutes les sources gréco-latines, médiévales, de la Renaissance, ainsi que celles de la médecine anthroposophique, de la médecine ayurvédique, la médecine traditionnelle chinoise et enfin aux données scientifiques modernes (techniques homéopathiques et lithothérapie déchélatrice).

16 x 24, 604 pages, cart., tt coul.

INDEX LITHOTHÉRAPEUTIQUE

Kevin Papot

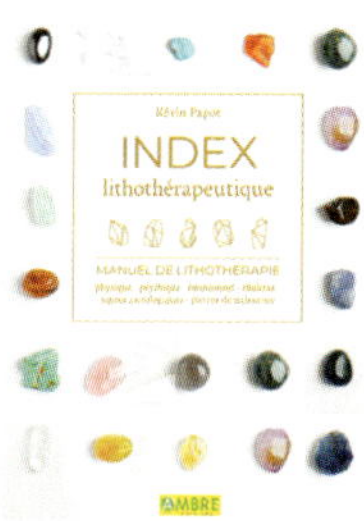

Ce livre est une synthèse et surtout une réponse concrète aux principales questions qui sont régulièrement demandées à l'auteur, permettant à quiconque de trouver sa pierre de correspondance. Vous découvrirez de manière très simple les pierres associées aux troubles :

- physiques
- psychiques,
- émotionnels et spirituels
- aux chakras
- aux signes astrologiques
- et aux pierres de naissance.

LE SENS CACHÉ DES MINÉRAUX

Judith Tedesco

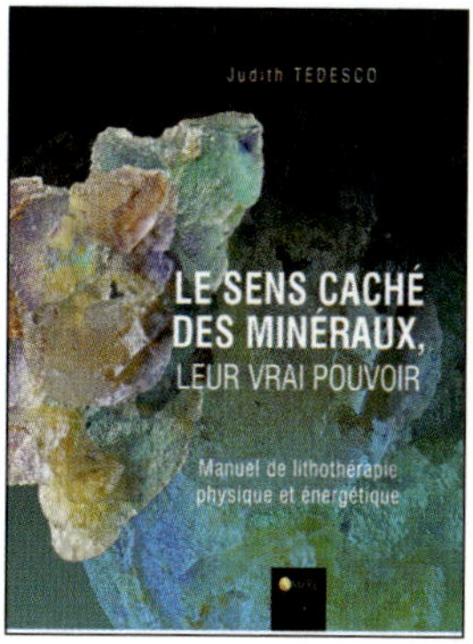

La lithothérapie énergétique est un art de guérison et de soins qui intervient en transformant les échanges magnétiques et électromagnétiques pour retrouver une fréquence naturelle de santé et bien-être. La pierre est le complément d'âme à la vôtre et à votre corps physique. Il faut faire confiance aux pierres car elles agissent pour le mieux-être, selon leur programmation. Les minéraux, comme les plantes, s'adaptent pour augmenter la capacité du corps à gérer les stress et maladies.

16x24, 256 p tt coul.

L'ESSENTIEL DE LITHOTHÉRAPIE

Sylvie Crochet

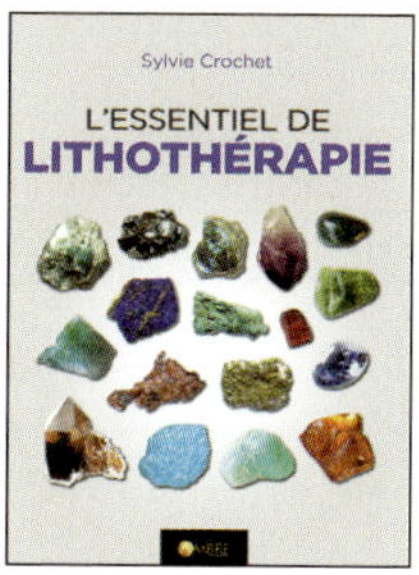

Avant tout usage des minéraux en lithothérapie, il est indispensable d'en avoir une connaissance assez précise. Ce sont les caractéristiques de chaque minéral qui feront que la lithothérapie produira ses effets bénéfiques en vue d'un rééquilibrage des énergies ou d'un effet thérapeutique.

Dans cet ouvrage, plus de 50 minéraux essentiels sont répertoriés avec :

Leur forme,

leur constitution chimique,

leur couleur,

leur dureté,

leurs propriétés électriques ou chimiques.

Comment les choisir ?

Comment les porter ?

PIERRES POUR LA LITHOTHÉRAPIE

Reynald Georges Boschiero

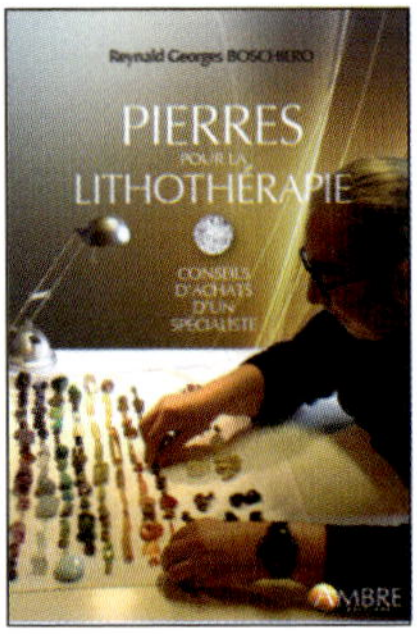

J'ai trop souvent entendu dire que c'est la pierre qui vous choisit et pas vous qui la choisissez.
Quelle insouciance !
L'achat d'une pierre n'est pas un acte anodin, tout particulièrement quand il s'agit de pratiquer des soins thérapeutiques et de garantir leur efficacité.
On a aussi le droit de mettre en œuvre son intuition pour acheter une pierre. Encore faut-il avoir une confiance sans faille en son intuition.

En effet, la lithothérapie est non seulement tributaire d'un certain nombre de règles et de protocoles qu'il faut connaître, mais les différentes variantes des pierres que l'on trouve dans le commerce peuvent aussi nous induire en erreur.
C'est pourquoi on doit choisir soigneusement les pierres que l'on désire acheter en vue de pratiquer une lithothérapie méthodique et efficace.
Le but de ce livre est donc de vous permettre de faire des achats raisonnables en minimisant les risques d'erreurs.

GEMMOTHÉRAPIE ET ÉLIXIRS DE CRISTAUX

Claudine Luu et Sylvie Crochet

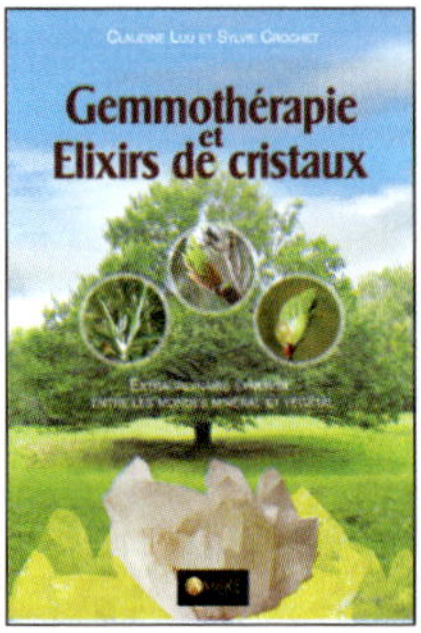

Deux passionnées, Claudine Luu et Sylvie Crochet, se rencontrent ici pour nous parler de leur passion : l'énergétique et son importance dans la santé et dans la thérapeutique.

Elles s'associent pour nous faire découvrir en termes simples et imagés, l'extraordinaire synergie qui existe dans la combinaison des énergies vibratoires des cristaux et des bourgeons de plantes. Les uns porteurs d'un message de la terre et les autres transformateurs de l'énergie du ciel.

La création de complexes scientifiquement conçus permettent une action profonde sur l'organisme, tant organique, intellectectuel que spirituel.

LITHOTHÉRAPIE BIOÉNERGÉTIQUE DES ESPACES

Regina Martino

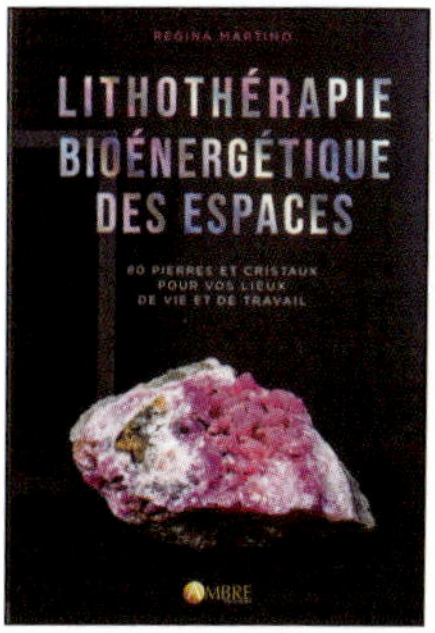

Retrouver un bon sommeil, encourager son envie d’entreprendre, pouvoir se concentrer, apaiser des ambiances lourdes, retrouver le plaisir de partager, fluidifier la communication en famille ou entre collègues, ramener de la joie ou de la satisfaction dans un lieu de travail, autant de rencontres pour harmoniser nos lieux de vie.
C’est le but de la lithothérapie bioénergétique des espaces et l’ambition de ce livre.
Au fil des pages, vous découvrirez comment vous approprier les outils pour décoder l’énergie de vos espaces et profiter des magnifiques rayonnements des pierres et cristaux qui enrichiront votre vie.
La lithothérapie bionénergétique des espaces vous conduira, à la façon d’un jeu de piste, à trouver par vous-même des solutions satisfaisantes et efficaces pour vous sentir mieux dans les lieux où vous passez une grande partie de votre vie.
Vous allez pouvoir trouver dans votre relation à l’espace habité, une nouvelle façon « d’écouter » l’espace et vous découvrir à travers lui.

Imprimé en CEE
Dépôt légal 1er trimestre 2021
Maquette : Philippe Aumonier